# 普外科
# 常见病与手术治疗

PUWAIKE CHANGJIANBING YU SHOUSHU ZHILIAO

主编 艾 飞 韩苏杰 李 昌 龚 光

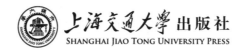

上海交通大学出版社
SHANGHAI JIAO TONG UNIVERSITY PRESS

**内容提要**

本书紧密结合临床，详细介绍了普外科常见疾病，以疾病的生理、病理、病因、发病机制、临床表现、辅助检查方法、诊断标准、鉴别诊断、治疗及预后等为条例叙述，内容重点放在疾病的诊断与治疗上，旨在强调本书的临床实用价值，为临床工作提供参考，以起到提高普外科疾病治疗效果的目的。

**图书在版编目（CIP）数据**

普外科常见病与手术治疗 / 艾飞等主编. --上海 ：
上海交通大学出版社，2023.10
ISBN 978-7-313-29127-1

Ⅰ．①普… Ⅱ．①艾… Ⅲ．①外科－常见病－诊疗②
外科手术 Ⅳ．①R6

中国国家版本馆CIP数据核字（2023）第134677号

**普外科常见病与手术治疗**

PUWAIKE CHANGJIANBING YU SHOUSHU ZHILIAO

主　　编：艾 飞 韩苏杰 李 昌 龚 光
出版发行：上海交通大学出版社
邮政编码：200030
印　　制：广东虎彩云印刷有限公司
开　　本：710mm×1000mm 1/16
字　　数：217千字
版　　次：2023年10月第1版
书　　号：ISBN 978-7-313-29127-1
定　　价：198.00元

地　　址：上海市番禺路951号
电　　话：021-64071208

经　　销：全国新华书店
印　　张：12.5
插　　页：2
印　　次：2023年10月第1次印刷

# 编委会

## ◎主 编

艾　飞　韩苏杰　李　昌　龚　光

## ◎副主编

韩福涛　冯立宗　雷　强　张中强

## ◎编　委（按姓氏笔画排序）

艾　飞　贵州中医药大学

冯立宗　山东省青岛市第八人民医院

李　昌　山东省济宁市中西医结合医院

张　娜　广东省河源市人民医院

张中强　山东省淄博市沂源县人民医院

范华忠　山东省济南市长清区人民医院

龚　光　四川省宜宾市第二人民医院

　　　　四川大学华西医院宜宾医院

韩苏杰　山东省邹城市中医院

韩福涛　山东省莒县人民医院

雷　强　湖北省荆门五三医院

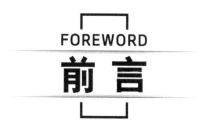

FOREWORD

# 前言

　　近年来,由于与医学有关的科学发展迅速,临床医学随之有了很大的进步,如内镜和影像学诊断技术的不断发展,使过去难以发现的病变能够得到早期诊断。随着腔镜微创技术的快速发展,临床医生在快速康复外科理念的指导下改进和完善了围手术期的各种有效措施,使不少以往难以完成的手术能够顺利完成,并且缩短了病人术后的康复和住院时间。在技术进步面前,普外科作为临床外科的基础学科,同样也得到了迅速发展,由原本的粗放式诊疗模式向细分化诊疗模式推进。随着新设备、新材料、腔镜微创技术和介入治疗在普外科领域各种疾病中的广泛应用,使得原本疾病种类众多的普外科诊疗工作更加多门类化、专业化、复杂化,这势必要求普外科专业细化发展,实行亚专科诊疗。临床实践证明,亚专科诊疗的有效推广大大提高了疾病诊断的准确率,使医生的操作技术更加精湛,从而大幅降低了并发症的发生率,改变了普外科大而全的诊疗模式。为更好地治疗普外科疾病,本书编者参考大量国内外文献资料,结合国内临床实际情况,编写了本书。

　　本书首先详细介绍了普外科常用治疗技术,然后重点介绍了普外科专业的常见疾病和多发疾病,具体讲述相关疾病概述、临床表现、诊断、治疗等,包括甲状腺疾病,乳腺疾病,胃、十二指肠疾病,结肠、直肠、肛管疾病,肝胆疾病等内容。本书语言简洁,内容丰富,侧重实用性和可操作性,力求详尽准确。本书的编者,均从事普外科多年,具有丰富的临床经验和深厚的理论功底,希望本书为普外科医务工作者处理相关问题提供参考,本书也可作为医学院校学生和基层医生学习之用。

由于参编人数较多,文笔不尽一致,加上编者时间和篇幅有限,书中不足之处在所难免。特别是现代医学发展迅速,本书阐述的某些观点、理论可能需要修改,望广大读者提出宝贵意见和建议,以便再版时修订。

《普外科常见病与手术治疗》编委会

2023 年 2 月

# CONTENTS
# 目　录

# 第一章　普外科常用治疗技术

## 第一节　无　菌　术

### 一、手术人员、参观人员着装要求

（1）根据身高、体型选择合适型号的刷手服。

（2）在更衣室更换刷手服，将上衣下摆放入裤子内。穿手术室专用拖鞋。

（3）戴好帽子、口罩。帽子尽量遮盖头发，特别是鬓角及发髻，以减少暴露。戴布口罩时，口罩上缘不低于鼻梁处，充分遮盖口鼻部。戴一次性口罩时，应在鼻梁处夹紧金属条，防止口罩滑落。

### 二、刷手的方法及要求

（1）剪短指甲，使指甲平整光滑，将袖口挽至肘上 10 cm 以上。

（2）用消毒液、流动水将双手和前臂清洗一遍。

（3）取无菌毛刷淋上消毒液，自指尖至肘上 10 cm，彻底无遗漏刷洗手指、指间、手掌和手背，双手交替用时 2 分钟，刷手臂时手保持高于手臂，用时 1 分钟，指甲及皮肤皱褶处应反复刷洗。

（4）流动水冲洗手和手臂，从指尖到肘部，向一个方向移动冲洗，注意防止肘部水反流到手部。

（5）流动水冲洗毛刷，再用此刷按步骤 3 刷洗手及手臂 2 分钟，不再冲洗，将毛刷弃入洗手池内。

（6）手及前臂呈上举姿势，保持在胸腰段回手术间，将手、手臂用无菌擦手巾擦干。

（7）刷手期间若被污染，应重新刷手。

### 三、穿无菌手术衣的注意事项

(1)穿无菌手术衣时,需有足够的空间,以免手术衣抖开过程中被污染。

(2)擦手完毕,双手提起衣领两端,轻轻向前上方抖开,并检查手术衣有无破洞。

(3)未戴手套的手不可拉衣袖或触及其他部位。

(4)穿好无菌手术衣、戴好无菌手套后,手臂应保持在胸前,高不过肩、低不过腰,双手不可交叉放于腋下。

### 四、戴无菌手套的方法及注意事项

#### (一)无触及戴手套法

(1)刷手护士穿无菌手术衣,手留在袖口内侧不伸出。

(2)隔衣袖取出一只手套,与同侧手掌心相对,手指朝向身体,手套开口置于袖口上。

(3)打开手套反折部,束住袖口,翻起反折,盖住袖口后,向后拽动衣袖,手指插入手套内。

(4)同法戴好另一只手套后,双手调整舒适。

#### (二)协助术者戴手套法

(1)刷手护士取一只手套,双手从手套反折处撑开手套,将手套的拇指侧朝向医师,注意避免触及医师的手。

(2)医师将手插入。

(3)同法戴另一只手套。

#### (三)注意事项

(1)未戴手套的手不可触及手套外面。

(2)已戴手套的手不可触及未戴手套的手。

(3)手套的上口要严密地套盖住手术衣袖。

(4)同时检查手套是否有破洞。

(5)如发现有水渗入手套内面,必须立即更换,以防止在手术过程中细菌进入切口而引起感染。

(6)协助术者戴手套时,刷手护士应戴好手套,并避免触及术者皮肤。

### 五、手术区皮肤消毒的原则

(1)消毒前检查皮肤清洁情况,如油垢较多或粘有胶布痕迹时,应用汽油擦净;备皮不净者,应重新备皮。

(2)消毒范围原则上以最终切口为中心向外 20 cm。

(3)医师应遵循刷手方法,刷手后方可实施消毒。

(4)消毒顺序以手术切口为中心,由内向外、从上到下,已接触边缘的消毒垫,不得返回中央涂擦,若为感染伤口或肛门区消毒,则应由外向内。

(5)医师按顺序消毒一遍后,应更换消毒钳及消毒垫后再消毒第二遍。

(6)使用后的消毒钳应放于指定位置,不可放回无菌台面上。

(7)若用碘酊消毒,碘酊待干后,应用 75% 乙醇彻底脱碘两遍,避免遗漏,以防化学烧伤皮肤。

### 六、无菌巾、无菌单铺置要求

(1)铺无菌巾由穿无菌衣、戴无菌手套完毕的刷手护士和已刷手的手术医师共同完成。

(2)刷手护士将无菌巾传递给手术医师,注意在传递过程中,手术医师避免触及刷手护士的手套。

(3)在距离切口四周 2~3 cm 处铺置无菌巾,无菌巾一旦放下,不要再移动,必须移动时,只能由内向外。

(4)严格遵循铺巾顺序,方法视手术切口而定。原则上第一层无菌巾铺置的顺序是先遮住污染区域,然后顺序铺出手术野。例如,腹部切口铺巾顺序为先铺下方,然后对侧,再铺上方,最后近侧。

(5)铺第一层治疗巾后可用巾钳固定或用皮肤保护膜覆盖。其他层次固定均用组织钳。

(6)无菌大单在展开时,刷手护士要手持单角向内翻转遮住手背,以免双手被污染。

(7)无菌大单应悬垂至手术床缘 30 cm 以下,无菌台面布单不少于 4 层。

(8)打开无菌中单时,应注意无菌单不要触及无菌衣腰以下的部位。

### 七、手术的无菌原则

(1)手术过程中传递器械时要在医师胸前传递,隔人传递时在主刀手臂下传递。

(2)掉落到手术台平面以下的器械、物品即视为污染。

(3)同侧手术人员调换位置时,先退后一步转身,背靠背或面对面换至另一位置。

（4）手术中如手套破损或触及有菌区,应更换手套。衣袖触及有菌区则套无菌袖套或更换手术衣。

（5）无菌区被浸湿,应加盖4层以上无菌单。

（6）切开污染脏器前,用纱垫保护周围组织,以防污染。

（7）皮肤切开及缝合前、后,要用消毒液涂擦切口皮肤一次。

（8）接触有腔器官的器械与物品均视为污染。

（9）污染与非污染的器械、敷料应分别放置。

（10）无菌台上物品一旦被污染或怀疑被污染应立即更换。

### 八、手术伤口的分类

按手术部位有无细菌的污染或感染,可将手术分为以下三大类。

#### (一)无菌手术

无菌手术是指经过消毒处理,手术部位内没有细菌的手术。但实际上,多数所谓无菌手术,并非绝对无菌,只是细菌很少或接近无菌。这类手术局部感染发生率低,一般可达到一期愈合。

#### (二)污染手术

经过消毒处理,手术部位内仍有细菌,但未发展成感染。例如:开放性损伤的清创术、择期性胃切除术、单纯性阑尾切除术等。根据手术局部原有的细菌数量不同,又可分为轻度污染和重度污染两种,后者术后感染率高于前者。

#### (三)感染手术

手术部位已发生感染(如痈、脓肿),伤口一般需要引流的手术。大多为二期愈合。

### 九、手术室一般规则

（1）严格执行无菌技术原则,除参加手术的医护人员及与手术相关的工作人员和学生,其他人员未经许可不得进入手术室。

（2）进入手术室的人员必须换上手术室的专用衣、帽、拖鞋、口罩等。

（3）手术时工作人员暂离手术室外出时,如到病房看患者、接送患者、送病理标本或取血时,必须更换外出的衣和鞋。

（4）手术室内须保持肃静,严禁吸烟。

（5）参加手术的人员必须先进行无菌手术,后进行感染手术。

(6)手术间内要保持肃静,谈话仅限于与手术有关的内容,严禁闲聊谈笑。

(7)手术间内外走廊的门要保持关闭状态,以保证手术间层流的正常运作。

**十、参观手术规则**

(1)院外人员须经医院有关部门批准后方能按照指定日期、时间、人数及指定的手术进行参观。

(2)每个手术间参观人数一般限于 2～3 人,且只限在指定的手术间内,不得随意进入其他手术间。特殊感染、夜间急症手术谢绝参观。

(3)参观者要注意减少走动,注意不能触及或跨越无菌区,参观者要与术者保持 15 cm 以上的距离。

**十一、洁净手术间的等级标准**

洁净手术间的等级标准见表 1-1。

表 1-1　洁净手术间的等级标准

| 等级 | 手术室名称 | 手术区空气洁净度级别 |
| :---: | :---: | :---: |
| Ⅰ | 特别洁净手术室 | 100 级 |
| Ⅱ | 标准洁净手术室 | 1 000 级 |
| Ⅲ | 一般洁净手术室 | 10 000 级 |
| Ⅳ | 准洁净手术室 | 300 000 级 |

**十二、各等级洁净手术(间/室)适用手术**

(1)Ⅰ级特别洁净手术室适用于关节置换、器官移植及脑外科、心脏外科和眼科等手术中的无菌手术。

(2)Ⅱ级标准洁净手术室适用于胸外科、整形外科、泌尿外科、肝胆胰外科、骨外科和普通外科中的一类切口无菌手术。

(3)Ⅲ级一般洁净手术室适用于普通外科、妇产科等手术。

(4)Ⅳ级准洁净手术室适用于肛肠外科及污染类手术。

**十三、洁净手术室的温度及湿度**

室内应有冷暖空调,温度保持在 20～25 ℃,相对湿度为 50%～60%。

# 第二节　显　露

手术野充分显露是保证手术顺利进行的先决条件。特别是深部手术,良好的显露不仅使术野解剖清楚,而且便于手术操作,增加手术安全性。手术野显露程度虽与患者的体位、照明、麻醉时肌肉松弛情况等诸多因素有关,但选择适当的切口和做好组织分离是显露手术野的基本要求。

## 一、切口

正确选择手术切口是显露手术野的重要步骤,理想的手术切口应符合下列要求。

(1)能充分显露手术野,便于手术操作。原则上切口应尽量接近病变部位,同时能适应实际需要,便于延长和扩大。

(2)操作简单,组织损伤小。

(3)有利于切口愈合、减小瘢痕及功能恢复。

在实际工作中,切口的设计还应注意下列问题。①切口最好和皮肤皱纹平行,尤其面部和颈部手术更为重要,此切口不仅缝合时张力低,而且愈合后瘢痕小。②较深部位切口应与局部血管、神经走行近于平行,可避免对其损伤。③要避开负重部位,如肩部和足部手术的切口设计应避开负重部位,以免劳动时引起疼痛。

组织切开要用手术刀,执刀方法主要有持弓式、指压式、执笔式和反挑式四种。

根据不同切口需要选用不同执刀方法。在切开时,手术刀需与皮肤垂直,用力适当,力求一次切开一层组织,避免偏斜或拉锯式多次切开,造成边缘不整齐而影响愈合。深部筋膜、腱鞘的切开,应先剪一小口,再用止血钳分离张开后剪开,以防损伤深部血管和神经。切开腹膜或胸膜时要防止内脏损伤,切开肌肉多采用顺肌纤维方向钝性分开。

## 二、分离

分离是显露深部组织、游离病变等的重要操作。分离的范围视手术的需要,按照正常组织间隙进行,这样不仅容易分离,且损伤轻,出血少。常用方法有两种。

### (一)锐性分离

用锐利的刀或剪进行的分离。常用于较致密的组织,如腱鞘、瘢痕组织、恶性肿瘤手术中分离。一般用刀刃在直视下沿组织间隙做垂直的短距离的切开或用闭合的剪刀伸入组织间隙内。但不要过深,然后张开分离,仔细观察无重要组织后再剪开。此法组织损伤小,但要求在直视下进行,动作应精细准确。

### (二)钝性分离

用刀柄、止血钳、剥离纱球或手指等插入组织间隙内,用适当的力量推开周围组织。常用于正常肌肉、筋膜、腹膜后、脏器间及良性肿瘤包膜外疏松组织的分离。该法分离速度快,可在非直视下进行,但力量要适当,避免粗暴动作造成不必要的组织撕裂或重要组织的损伤。在实际操作中,上述两种方法常配合使用。

# 第三节 止 血

组织切开分离或病变切除等操作过程中均会导致出血,彻底止血不仅能减少失血量,保证患者安全,而且能使手术野显露清楚,便于手术操作,有时因止血不彻底造成组织血肿、继发感染等并发症。常用的止血方法有以下几种。

### 一、局部压迫止血法

局部压迫止血法是常用的止血初步措施。当毛细血管渗血或小血管出血,暂时用手指或纱布压迫出血处,如凝血功能正常,出血多可自止。对较大血管出血,暂时压迫出血处,待清除手术野积血,看清出血点后再予以处理。有时对较大血管破裂出血或毛细血管的弥漫渗血,患者全身情况危急,而用其他止血方法困难或无效时,也可用纱布局部填塞压迫止血,但纱布不能长期留在体内,一般3~5天取出,取出时间过早可再次出血,过晚容易继发感染。

### 二、结扎止血法

结扎止血法是最常用、最可靠的止血方法。在组织切开或分离时,如血管已断裂出血,可用血管钳的尖端快速准确地夹住出血部位的血管,或用纱布暂时压迫,待看清出血点后再予以钳夹。如已看到血管或预知有血管时可先用血管钳夹住血管两端,在其中间切断,然后用丝线结扎出血血管。切忌盲目乱夹造成组织损伤或大出血。常用的结扎方法有两种。

**(一)单纯结扎**

用缝线绕过血管钳下面血管或组织而结扎,适用于微小血管出血。

**(二)缝合结扎**

用缝线通过缝针穿过血管端和组织,绕过一侧,再绕过另一侧打结。也可绕过一侧后再穿过血管和组织,于另一侧打结。适用于较大血管重要部位的止血。对较大血管的出血,上述两种方法常合并使用,先在血管的断端做一单纯结扎,再在其远端做一贯穿缝合结扎,更为安全可靠。

**三、电凝止血法**

电凝止血法是用电灼器通过电流使组织发生凝固的原理达到止血目的。电灼器可以直接电灼出血点,也可先用血管钳夹住出血点,再用电灼器接触血管钳止血。此法止血迅速,常用于面积较广的表浅部位的止血。应用电凝止血时须注意:①用乙醚麻醉的手术使用该法时,应先关闭麻醉机,以免发生爆炸。②患者皮肤不宜与金属物品接触,以防电伤。③凝血组织可脱落发生再次出血,所以不用于较大血管出血和深部组织出血。

**四、其他止血法**

用于一般方法难于止住的创面或骨髓腔等部位的渗血,可采用局部止血物品,如吸收性明胶海绵、淀粉海绵、止血纱布、骨蜡等。这些药物可以吸收或被包裹,用于体腔内止血,不必取出。

# 第四节　打结和剪线

**一、打结**

打结是手术操作中最常用和最基本的技术之一。止血、缝合都需要结扎,结扎是否牢靠,与打结技术是否正确有密切关系。不正确的打结易发生结扎松动、滑脱、继发性出血。因此,外科医师必须熟练地掌握打结技术,做到既简单又迅速可靠。

### （一）常用的打结方法

常用的打结方法见图1-1。

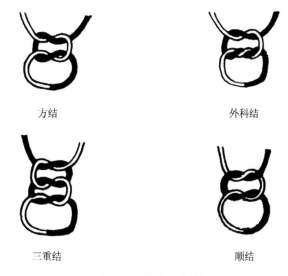

方结　　　　　　　　　　　　外科结

三重结　　　　　　　　　　　顺结

**图1-1　常用手术结扣**

（1）方结：是由两个方向相反的单结组成。该结方法简单，速度快，打成后不易松动或滑脱，是手术中最常用的结。

（2）外科结：是将第一结扣线重绕两次，然后打第二结扣，该结摩擦面比较大，不易松开，但比较费时，一般不采用。

（3）三重结：打成方结后，再打一个与第一结扣方向相同的结，加强其牢固性。常用于较大血管或组织的结扎。在使用肠线、尼龙线打结时，因易出现松动、滑脱，也常使用三重结。

（4）顺结：由两个方向完全相同的结扣组成。该结扣容易松开滑脱，除浅表部位的结扎止血外，一般不宜使用。

### （二）打结技术

（1）单手打结法：一般由左手持缝线，右手打结。单手打结速度快，简便，但如两手用力不当，易成滑结（图1-2）。

（2）双手打结法：即用双手分别打一结扣，为最可靠的打结法。但所需线较长，速度较慢。常用于深层部位的结扎（图1-3）。

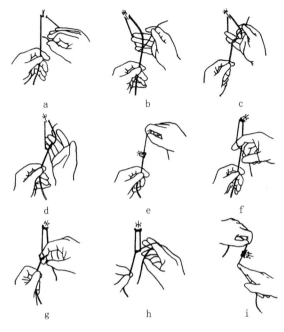

图 1-2　单手打结法

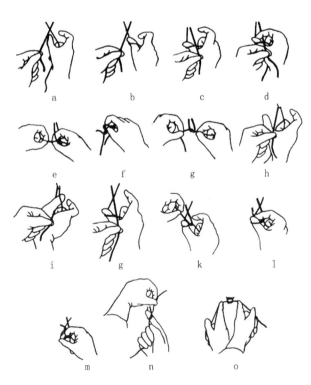

图 1-3　双手打结法

(3)持钳打结法:用左手持线,右手持钳进行打结。常用于缝线过短或狭小手术野的中小血管的结扎(图1-4)。

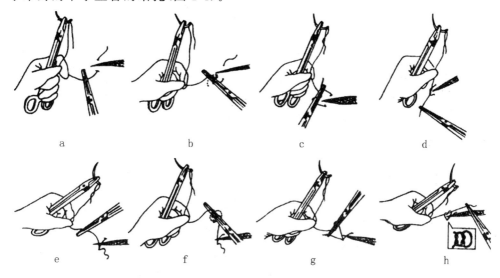

图 1-4　持钳打结法

### (三)注意事项

打结方法很多,不论采用何种方法,都应注意下列事项。

(1)拉线的方向应顺结扎方向,否则易在结扎处折断或结扎不牢。

(2)双手用力必须相等,否则易成滑结。

(3)在打第二结扣之前,注意第一结扣不要松开,必要时可用一把血管钳压住第一结扣,待第二结扣收紧时,再移去血管钳。

### 二、剪线

为了防止结扣松开,在剪线时需留一段线头。留线的长短决定于缝线的类型、粗细和结扣的多少。通常丝线留 1～2 mm,肠线和尼龙线留 3～4 mm。粗线可留长些,细线短些;深部结扎可留长些,浅部短些;结扎次数少者要留长些,结扎次数多者可短些;剪线方法是在直视下将剪刀尖端稍张开,沿拉线向下滑至结扣处,向上倾斜 25°～45°,然后剪断缝线,倾斜度的大小,决定于留线头的长短。

# 第五节　缝合与拆线

组织切开、断裂或恢复空腔脏器的连续性,除特殊情况外,一般均需缝合后才能达一期愈合。在正常愈合能力下,愈合是否完善,常取决于缝合方法和操作技术是否正确。目前常用的缝合法基本上可以分为两大类,即手工缝合法和器械缝合法。

## 一、手工缝合法

该法应用灵活,不需要特殊设备和材料,可根据不同性质的切口选用不同的缝线和缝合方法,手工缝合是手术中最常用的缝合法。

手工缝合常用的缝线有铬制肠线、丝线、尼龙线和金属线四种。各种缝线各有其优缺点,可根据手术的需要,选用合适的缝线。一般来说,无菌切口或污染很轻的切口多选用丝线。丝线不能被组织吸收,如发生感染,因异物作用,容易形成经久不愈的窦道,直至取出线头或线头脱出才能愈合;胆管、泌尿道的黏膜缝合,以及感染或污染严重的创口缝合,选用肠线。肠线在缝合后10～20天被组织吸收,不产生异物作用;整形手术的缝合和小血管吻合常采用尼龙线,组织反应小,抗张力强;神经、肌腱应用无创线及肌腱缝线;腹壁张力大的缝合常用金属线。

手工缝合方法基本上可分为单纯缝合、内翻缝合和外翻缝合 3 类,每类中又可分为间断式和连续式两种(图 1-5)。

### (一)单纯缝合法

操作简单,将切开的组织边缘对正缝合即可。间断式或双间断式缝合(8 字缝合)多用于缝合皮肤、皮下组织、筋膜和肌腱等组织;连续式缝合常用于腹膜、胃肠道吻合的内层缝合;另一种连续式缝合亦称连续交锁式缝合或称毯边式缝合,多用于胃肠道吻合的后壁内层缝合,有较好的止血作用。为使对合整齐,缝合时应使切口两边缘的针距和进针深度尽量相等。

### (二)内翻缝合法

将缝合组织的边缘向内翻入缝合,使其外面光滑而有良好的对合。多用于胃肠道的吻合,可减少感染和促进愈合。胃肠道吻合的内层缝合可用肠线做连续内翻缝合,也可用丝线做间断内翻缝合;外层缝合多用丝线做褥式内翻缝合。小范围的内翻,如阑尾根部残端的包埋可用荷包缝合法。

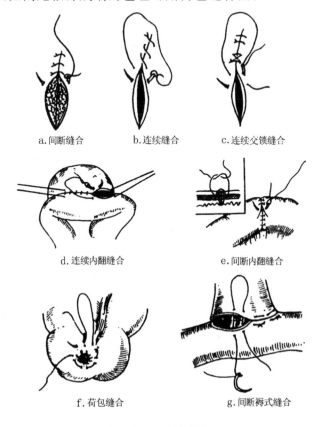

a.间断缝合　　　　b.连续缝合　　　　c.连续交锁缝合

d.连续内翻缝合　　　　　e.间断内翻缝合

f.荷包缝合　　　　　　g.间断褥式缝合

图 1-5　各种缝合法

### (三)外翻缝合法

将缝合的组织边缘向外翻出缝合,使其内面光滑。多用于血管的吻合和腹膜的缝合,以减少血管内血栓形成和腹膜与腹腔内容物粘连。

手工缝合方法很多,不论采用何种,均应注意下列事项。

(1)应按组织的解剖层次分层进行缝合,缝合的组织间要求对位正,不夹有其他组织,少留残腔。

(2)结扎缝线的松紧度要适当,以切口的边缘紧密相接为宜,过紧影响血液循环,过松则使组织对合不良,影响愈合。

(3)缝合时针间距离以不发生裂隙为宜。例如,皮肤缝合针距通常掌握在1.0～1.5 cm,进出针与切口边缘的距离以 0.5～1.0 cm 为宜。

(4)对切口边缘对合张力大者,可采用减张缝合。

## 二、器械缝合法

根据钉书器的原理制成一定形状的器械,将组织钉合或吻合称为器械缝合法。用此法代替手工缝合,可省时省力,且组织对合整齐。但由于手术区的解剖关系和各种器官不同,限制了器械的使用范围。目前常用的缝合器主要用于消化道手术,如管状吻合器、残端闭合器、荷包缝合器等。使用前须详细了解器械的结构、性能和使用方法,才能取得良好效果。

## 三、拆线

皮肤缝合线需要拆除,因全身不同部位的愈合能力及局部的张力强度不同,所以,拆线的时间也不一样。一般来说,胸、腹、会阴部手术后 7 天拆线;头、面、颈部手术后 5～6 天拆线;四肢、关节部位手术,以及年老体弱、营养状态差或有增加切口局部张力因素存在的患者可在手术后9～12 天拆线或分期进行拆线。

拆线时先用碘酊、酒精消毒切口,然后用镊子提起线结,用剪刀在线结下靠近皮肤处剪断缝线,随即抽出。这样可使露在皮肤外面的一段线不经皮下组织抽出,可防止皮下组织孔道感染。抽出缝线后,局部再用酒精涂擦一遍,然后用无菌纱布覆盖,切口有明显感染时,可提前拆除部分或全部缝线。

# 第六节　常用浅表手术

## 一、切开引流术

### (一)体表脓肿

#### 1.方法步骤

局部浸润麻醉,范围较大或估计脓肿较深者可选用静脉全身麻醉。在脓肿波动最明显的部位用尖刀刺入脓肿内,向两侧挑开,使切口够大以利脓肿引流。放出脓液,留取标本送细菌培养及药敏试验。用止血钳撑开切口,并向周围轻轻分离间隔,必要时以手指伸入脓腔,将脓肿内间隔打通。用过氧化氢及稀释的络合碘盐水冲洗脓腔,脓腔内填塞入生理盐水纱条以起到引流和止血的作用,伤口覆以厚层敷料。术后使用抗生素,一般术后 2～3 天开始换药。

**2.注意事项**

如局部症状不明显者,应先行穿刺,抽得脓液后方可手术。切口的选择应利于脓肿的引流,必要时可行对口引流。切口的方向一般按皮纹、关节部位做横切口,有神经、血管的部位沿其走行切开。填塞的引流条尾部应留于切口外,引流物的种类和数量应做详细记录。

**(二)手部感染**

**1.方法步骤**

(1)甲沟炎:沿患侧甲沟缘向上,做凸向指侧面的弧形切口,长度不超过甲床基底平面。用尖刀分离部分指甲上皮并将其掀起,放出脓液后,置入小片乳胶片或凡士林纱布引流。如有嵌甲,应将患侧指甲部分切除。

(2)脓性指头炎:在指头侧面前部作一纵向切口,切口长度已达到充分引流为目的,但需距离手指远端屈曲皱纹 0.5 cm。切断脓腔内纤维间隔,如脓腔较大,需做对口引流。去除坏死组织,放入乳胶片引流,包扎伤口。

**2.注意事项**

切开引流时注意勿靠指骨太近,以免损伤指深屈肌腱膜。

## 二、拔甲术

**(一)方法步骤**

拔甲方法有二:抽拔法及卷拔法。①抽拔法:用尖刀分离指(趾)甲上皮后,将尖刀插入指(趾)甲与甲床间进行分离,以血管钳夹住甲的中部,顺水平方向抽拔。②卷拔法:用尖刀分离指(趾)甲上皮后,将指(趾)甲的一侧边缘与甲床分离,然后以直血管钳的一叶插入甲下至甲根,紧紧夹住指(趾)甲,向另一侧翻转,使指(趾)甲脱离甲床。创面用凡士林纱布覆盖。

**(二)注意事项**

分离甲床时,动作宜轻柔,器械紧贴指(趾)甲深面,注意保护甲床及甲上皮勿使其损伤,以免新生的指(趾)甲畸形。检查拔出的指(趾)甲是否完整,防止遗留指(趾)甲碎块,以免影响伤口愈合。

## 三、体表活体组织检查

**(一)方法步骤**

**1.皮肤表面病变取材**

慢性皮肤溃疡或肿物已破溃者,选择溃疡质较硬、隆起、不规则的部位,以利刀切取或活检钳夹取病变组织。取材部位以油纱覆盖,外用无菌敷料加以包扎。

2.软组织内病变取材

切开病变部位皮肤、皮下组织及筋膜,充分显露病变,如病变孤立较小,则应完整取出。如病变较大或与周围组织紧密粘连而无法全部取出时,可行楔形切除,压迫或缝合止血,分层缝合伤口。

**(二)注意事项**

皮肤表面活检取材时应同时多处取材,最好能切取病变与正常交界处的组织,以免漏诊。取出标本应立即放入甲醛溶液或95%的乙醇内固定,以免变性。术前应熟悉病变部位的解剖关系,仔细分离,以免损伤其周围的神经和血管。

**四、体表肿物切除术**

**(一)方法步骤**

1.脂肪瘤切除术

沿皮纹方向做切口或按肿瘤长轴做切口。切开皮肤及皮下组织,用组织钳钳夹并提起一侧皮肤,以止血钳或组织剪沿脂肪瘤外膜分离,同样方法剥离另一侧。用组织钳提起脂肪瘤,进一步分离并完整切除肿瘤。

2.皮脂腺囊肿切除术

以囊肿为中心,将皮肤做一棱形切口,使粘连在囊肿表面的皮肤一并切除。切开皮肤及皮下组织。用组织剪及止血钳沿囊肿壁分离,剪开其周围组织,直至将囊肿完整切除。止血后缝合皮下组织及皮肤。

**(二)注意事项**

脂肪瘤切除术时应逐层切开,正确辨认脂肪组织与脂肪瘤。皮脂腺囊肿切除术术中要细心地沿囊壁剥离,以免剥破囊壁而增加感染机会。缝合切口时不要留无效腔,防止血肿形成。较大的体表肿物切除后,皮下应放置引流条,并加压包扎。头面部体表肿物切除术时,切口应按皮纹方向慎重设计。

**五、腋臭切除术**

**(一)方法步骤**

剃尽腋毛,清洗局部。用甲紫沿毛根外围做一棱形切口标记。局部浸润麻醉。沿标记线切开皮肤、显露出脂肪层后用组织钳钳夹并提起切开的皮肤一角,将皮肤及浅层皮下组织一并切除。边切边以纱布压迫,待切除完毕后,彻底结扎止血。将皮肤皮下组织一起缝合,加压包扎。如腋毛区面积过大时,可做Z字形皮瓣转移缝合。

### (二)注意事项

术前认真清洁和严密消毒,术中应严格遵守无菌操作,防止术后发生感染。缝合时应将基底部一并缝上,消灭无效腔,减少血肿形成。双侧腋臭宜分次切除。

## 六、血栓性外痔切除术

### (一)方法步骤

取侧卧位,用1%普鲁卡因浸润肿块四周、表面及基底部。围绕肿块中心做一与肛门呈放射状的梭形切口。切开皮肤即见紫红色血肿,用血管钳沿血肿的四周进行剥离,然后将其与梭形皮肤一并切除。创面应结扎止血,伤口内填以盐水纱布,稍加压力包扎。

### (二)注意事项

分离痔核时注意勿损伤肛门外括约肌。

## 七、痔单纯切除术

### (一)方法步骤

低位硬膜外麻醉,俯卧位或膀胱截石位。会阴部消毒铺巾后,充分扩张肛门括约肌。手术从前面的痔核开始。以血管钳夹住近痔核的肛门皮肤部分向外牵引,摸清痔动脉的所在,缝扎痔动脉。然后用弯血管钳夹住痔核的隆起部分,梭形切开痔核两旁黏膜及肛门处皮肤,将扩张的痔静脉丛与肛门外括约肌分离并切除,痔核余下的血管蒂部予以缝扎,仔细止血后,间断缝合黏膜对拢即可。以同样方法处理另外的痔核。

### (二)注意事项

分离痔核时注意勿损伤肛门外括约肌。对黏膜的切除应尽量少,两切口间应有1 cm以上的正常黏膜相隔,以免手术后发生肛门狭窄。

## 八、诊断性腹穿

### (一)方法步骤

穿刺点一般选择:①脐和髂前上棘连线的中外1/3交界处;②经脐水平线和腋前线相交处;③耻骨联合中点和脐之间并偏向一侧。患者宜侧卧位(穿刺侧在下)。局部消毒后,一般可选用5 mL或10 mL空针穿刺,若患者腹壁较厚可更换细长注射针头。进针速度宜慢,当针尖穿刺腹膜时,手有落空感。抽吸到腹腔内液体后拔除穿刺针,局部按压止血。穿刺液做肉眼观察、涂片检查、细菌培养及药敏、生化方面检验(如测定淀粉酶含量等)。

### (二)注意事项

穿刺点应避开手术瘢痕、大的肝和脾、充盈的膀胱及腹直肌。严重腹内胀气,大月份妊娠,腹腔内广泛粘连,以及躁动不能合作者,不宜行腹腔穿刺。

### 九、腹腔灌洗术

### (一)方法步骤

一般在脐下中线处做小切口或直接用套管针进行穿刺,将一多孔塑料管或腹膜透析管插入腹腔 20~30 cm。如无液体抽出,注入生理盐水 1 000 mL(10~20 mL/kg)。放低导管另一端并连接无菌瓶,令液体借助虹吸作用缓缓流出。有下列情况之一即为阳性:①肉眼血性液;②有胆汁或肠内容物;③红细胞计数超过 10/mL;④白细胞计数超过 0.5/mL;⑤淀粉酶高于 1U。

### (二)注意事项

严重腹内胀气、大月份妊娠、腹腔内广泛粘连,以及躁动不能合作者,不宜行腹腔灌洗。


# 第七节 特殊操作技术


### 一、三腔双囊管的应用

### (一)方法步骤

(1)检查两个气囊是否漏气。

(2)将三腔管用液状石蜡充分润滑后进行插管,当插管进入 50~65 cm,抽到胃内容物后,向胃气囊充气并夹闭管口,将导管向外拽至有轻度张力时固定导管。

(3)如患者仍有活动性出血,将食管气囊充气,使其压迫食管下段。

(4)通过导管抽吸胃内容物,并用生理盐水进行冲洗,必要时可向胃内注入凝血药物。

**(二)注意事项**

(1)留置三腔两囊管期间,患者头部应偏向一侧,并注意及时清除口咽分泌物,以防误吸。

(2)密切观察患者情况,慎防气囊滑脱,堵塞咽喉至窒息。

(3)三腔管一般放置24小时,如出血停止,先抽空食管气囊,后抽空胃气囊,再观察12小时,如止血,可拔除导管。

(4)如三腔管放置时间长,需每隔12小时将气囊抽空30分钟,否则,食管胃底黏膜受压时间过长,会发生糜烂、坏死。

**二、经外周静脉至中心静脉置管**

**(一)方法步骤**

(1)选择静脉和穿刺点:首选贵要静脉,其次选肘正中静脉,最后选头静脉。穿刺范围在肘关节下两横指内,由于右侧静脉汇入上腔静脉路径较短,因此首选右侧穿刺。

(2)测量导管置入长度:将患者预穿刺手臂与身体呈90°,测量自穿刺点至右胸锁关节,然后向下至第3肋间。

(3)建立无菌区,并给予术野消毒、铺巾。

(4)静脉穿刺:一手固定皮肤,另一手持针穿刺,进针角度为15°~30°。见回血后将穿刺针与血管平行继续推进1~2 mm。然后取出穿刺针,插入并推进导管。

(5)修正导管长度后安装连接器,抽回血并正压封管,最后连接肝素帽。

(6)将导管固定,确定位置,拍胸片。

**(二)注意事项**

(1)输液压力不能>172 kPa。小注射器所产生的压力要大于大注射器。应尽量使用≥10 mL的注射器推注液体。

(2)行CT检查时所用高压注射泵因其压力过高,会损伤导管,应避免使用。

(3)在导管置入过程中推进导管时,当导管头部到达患者肩部时,嘱患者将头向穿刺侧转90°并低头(用下颌贴近肩部),以避免将导管误插至颈静脉。

(4)操作过程中保持患者臂与身体呈90°。

(5)全过程中应严格无菌操作。

### 三、中心静脉插管及中心静脉压测定

#### (一)中心静脉插管

**1.方法步骤**

(1)常用的中心静脉插管包括颈内静脉、锁骨下静脉、股静脉。

(2)插管前术野应严格消毒、铺巾。

(3)局麻下穿刺,颈内静脉沿胸锁乳突肌锁骨头的内侧缘方向向同侧乳头、针头同皮肤呈 $30°\sim45°$ 角进针;锁骨下静脉沿锁骨中内 1/3 交界处、锁骨下方 1 cm 处进针、针尖指向同侧胸锁关节。

(4)抽出静脉血后放入导丝拔除穿刺针,沿导丝放入导管,拔除导丝,固定导管。

**2.注意事项**

(1)锁骨下静脉插管常见并发症包括血气胸、纵隔血肿、胸腔积液。因此插管成功后可行胸部 X 线检查明确导管位置及胸腔情况。

(2)颈内静脉插管常见并发症包括颈部血肿、左侧胸导管损伤——乳糜胸。

(3)严防空气栓塞。

(4)注意无菌操作。

#### (二)中心静脉压测定

**1.方法步骤**

(1)通过玻璃水柱测定:将有刻度的消毒玻璃柱管充满生理盐水用胶皮管及三通同中心静脉导管连接,水柱零点同右心房水平对齐,将水柱向中心静脉开放,水柱会逐渐下降,其平面随呼吸上下波动。当水柱停止下降,在呼气末时读到的数值即为患者的中心静脉压。

(2)可用监测仪测定。

**2.注意事项**

(1)正常值为 $0.6\sim1.2$ kPa($6\sim12$ cmH$_2$O)。

(2)水柱的高度应足够高,以免测量不准确。

### 四、动脉插管及动脉血压监测

#### (一)方法步骤

(1)包括桡动脉插管和股动脉插管,但前者更常用。

(2)插管前注意无菌操作。

(3)桡动脉插管选择桡骨颈突水平,桡动脉搏动最明显处穿刺;股动脉插管在腹股沟韧带下 2 cm 处穿刺。

(4)穿刺成功后固定导管,同监测仪相连接,进行动脉血压监测。

**(二)注意事项**

(1)常见的并发症为血栓形成,但桡动脉血栓多不会出现缺血性损害,且数月后多可再通;股动脉血栓脱落可阻塞下肢远端动脉,造成缺血性改变。

(2)拔除导管后注意压迫,防止血肿形成或假性动脉瘤形成。

**五、环甲膜切开术**

**(一)方法步骤**

(1)患者仰卧,肩下垫高,头部后仰,保持颌尖对准胸骨上切迹。

(2)在甲状软骨与环状软骨间做横行切口,切开皮肤、皮下组织。

(3)左手示指插入切口,摸清环甲筋膜及环状软骨上缘后,用尖刀沿手指上缘刺入环甲筋膜,并扩大切口,插入合适的气管套管。

**(二)注意事项**

(1)注意环甲筋膜切口应接近环状软骨的上缘,避免损伤环甲动脉的吻合支。

(2)由于本手术是应急手术,一般需在手术后 48 小时内行常规气管切开术,并缝合环甲筋膜切口。因环甲筋膜处气管套管放置过久,将使声门下水肿,环状软骨坏死,造成喉狭窄。

**六、气管插管**

**(一)方法步骤**

(1)患者仰卧,头部垫高,使口腔和气管呈喉镜检查位。双手于患者下颌部做 Esmarch 手法,使颈前部略伸直、口腔张开。

(2)右手持喉镜自右口角放入口腔,将舌头推向左方,然后用左手持喉镜,缓慢向前推进,显露悬雍垂。以右手示指勾住上齿列,拇指顶住喉镜并继续向前推进,至看见会厌软骨。左手将喉镜向上、向前提起,即可显露声门。

(3)右手持气管导管后端,使其前端自右口角进入口腔,用旋转力量使其经声门插入气管。

(4)拔除导管管芯,放置牙垫,拔除喉镜。固定并观察胸部呼吸运动,听呼吸音,以明确导管位置是否合适。

## （二）注意事项

（1）术前需将义齿取出，明确有无活动牙齿，以防插管过程中脱落入气管中。

（2）动作应轻柔，以避免造成额外损伤。

（3）插管过深可插入支气管内，导致缺氧或一侧肺不张。

## 七、气管切开术

### （一）方法步骤

（1）术者以左手拇指和中指固定环状软骨，在甲状软骨下缘沿颈前正中线向下达胸骨上切迹切开皮肤、皮下组织及颈阔肌。

（2）切开颈白线，用血管钳分离颈前肌群。均等力量向两侧牵开切口，务必使气管保持正中位。在正中位扪及有弹性的管状物即气管。可卡因麻醉气管黏膜后将气管前筋膜与气管一并切开。

（3）气管切开后，用弯血管钳撑开气管，吸净气管内分泌物，解除阻塞后放入气管套管。

### （二）注意事项

（1）注意应将气管前筋膜同气管一并切开，由于胸腔负压大，空气可经气管前筋膜切口进入纵隔引起纵隔气肿。

（2）第一软骨环不能切断，否则术后可能发生喉狭窄。

（3）切开软骨环通常用尖刀沿气管正中线由下向上挑开，刀尖不可刺入过深，以免损伤后壁造成气管食管瘘。

# 第二章　甲状腺疾病

## 第一节　甲状腺功能亢进症

甲状腺功能亢进症简称甲亢,也称甲状腺毒症,是指由于各种原因导致的甲状腺呈高功能状态,引起甲状腺激素分泌增多,造成机体各系统兴奋性增高,以代谢亢进为主要表现的临床综合征。

### 一、病因及发病机制

据研究证明,甲亢是在遗传基础上,因感染、精神创伤等应激因素而诱发,属于抑制性 T 淋巴细胞功能缺陷所导致的一种器官特异性自身免疫病,与自身免疫性甲状腺炎等同属自身免疫性甲状腺疾病。妊娠、碘化物过多、锂盐的治疗等因素也可能诱发甲亢。

#### (一)遗传因素

甲亢的发病与遗传显著相关,并与一定的 HLA 类型有关,家族中有甲亢病史者,其发病率明显高于非遗传病史者。本病发病与人白细胞抗原(HLA 二类抗原)有关。中国人发病与 HLA-B46 明显相关。

#### (二)自身免疫

Graves 病(GD)时免疫耐受、识别和调节功能减退,抗原特异或非特异性抑制性 T 淋巴细胞(Ts 细胞)功能缺陷,机体不能控制针对自身组织的免疫反应,减弱了 Ts 细胞对辅助性 T 淋巴细胞(Th 细胞)的抑制,特异 B 淋巴细胞在特异 Th 细胞辅助下,产生特异性免疫球蛋白(自身抗体)。甲状腺自身组织抗原或抗原成分主要有 TSH、TSH 受体、甲状腺球蛋白(Tg)、甲状腺过氧化物酶(TPO)及 $Na^+/I^-$ 同向转运蛋白等。Graves 病患者血清中可检出甲状腺特异性抗体,即 TSH 受体抗体(TRAb)。TRAb 分为甲状腺兴奋性抗体(TSAb)和 TSH 阻断性抗体(TBAb)。TSAb 与 TSH 受体结合后,主要通过腺苷酸环化酶-cAMP 和磷脂酰肌醇-$Ca^{2+}$两个级联反应途径产生与 TSH 一样的生物学效应,$T_3$、$T_4$ 合成和分泌增加导致 Graves 病。Graves 病浸润性突眼主要与细胞免疫有关。血循环中针对甲状腺滤泡上皮细胞抗原的 T 细胞识别球后成纤维细胞或眼外肌细胞上的抗原,浸润眶部。被激活的 T 细胞与局部成纤维细胞或眼肌细胞表达免疫调节蛋白,增强眶部结缔组织的自身免疫反应,刺激成纤维细胞增殖,分泌大量的糖胺聚糖聚积于球后,继之水肿。

### (三)环境因素

病毒或细菌感染、应激反应、皮质醇升高、性腺激素等方面的变化,可改变抑制或辅助性 T 淋巴细胞的功能,增强免疫反应,诱发甲亢的发病。

### (四)其他

妊娠、碘化物过多、锂盐的治疗等因素可能激发 Graves 病的免疫反应。长期服用含碘药物如胺碘酮者可引起碘蓄积,导致甲亢。

### 二、病理生理

当甲状腺分泌过多的甲状腺激素时,甲状腺激素可以促进磷酸化,主要通过刺激细胞膜的 $Na^+$-$K^+$-ATP 酶(即 $Na^+$-$K^+$ 泵),后者在维持细胞内外的 $Na^+$-$K^+$ 梯度的过程中需要大量能量以促进 $Na^+$ 的主动转移,以致 ATP 水解增多,从而促进线粒体氧化磷酸化反应,结果氧耗和产热均增加。甲状腺激素的作用虽是多方面的,但主要体现在促进蛋白质的合成,促进产热作用,以及与儿茶酚胺具有相互促进作用,从而影响各种代谢和脏器的功能。如甲状腺激素能增加基础代谢率,加速多种营养物质、肌肉的消耗。甲状腺激素和儿茶酚胺的协同作用加强,使神经系统、心血管和胃肠道等脏器的兴奋性增加,导致交感神经兴奋性增加,患者出现怕热多汗,心率增快,胃肠蠕动加快及手颤和肌颤等。此外,由于甲亢的发生与自身免疫反应有关,部分患者可出现不同程度的突眼。

### 三、分类

### (一)甲状腺性甲亢

由于甲状腺本身的病变所致的甲亢。有甲亢症状,血 $T_3$、$T_4$、$FT_3$、$FT_4$ 升高,TSH 降低。

1.弥漫性甲状腺肿伴甲亢

弥漫性甲状腺肿伴甲亢又称 Graves 病,弥漫性甲状腺肿大伴甲状腺功能亢进,本病发生的家庭聚集现象非常明显,与同卵双胎间的关系显著一致,与 HLA 显著相关,并且感染、应激和性腺激素等变化均可成为诱因。精神因素是一个常见的诱因,强烈的突发的精神刺激可使肾上腺皮质激素急剧升高,改变抑制或辅助性 T 淋巴细胞的功能,增强免疫功能,发生甲亢。患者可出现典型的甲亢症状,伴有甲状腺弥漫性肿大,部分伴有突眼,患者体内的 TSH 受体抗体(TRAb)、甲状腺刺激性抗体(TSAb)阳性。

2.甲状腺自主性高功能腺瘤

甲状腺自主性高功能腺瘤原因未明,结节可呈多个或单个,起病缓慢,无突眼。甲状腺扫描呈热结节,且不受 TSH 调节,故系自主性功能亢进,结节外甲状腺组织摄碘功能因垂体分泌 TSH 功能受甲状腺激素所抑制而减低,甚至消失。

3.多结节性甲状腺肿伴甲亢(毒性多结节性甲状腺肿)

多结节性甲状腺肿伴甲亢病因不明。常于甲状腺呈结节性肿大多年后出现甲亢,甲状腺结节所具有结构上的异质性和功能上的自主性,开始时甲状腺功能处于正常状态,随着甲状腺结节的病程延长,自主功能的程度逐渐增加,使病情从功能正常逐渐发展至功能亢进,发生甲亢。患者有甲亢症状,但部分患者症状较轻,甲状腺超声检查示甲状腺呈结节样改变,甲状腺扫描特点为摄碘功能呈不均匀分布,并不浓集于结节。

4.慢性淋巴细胞性甲状腺炎伴甲亢

慢性淋巴细胞性甲状腺炎伴甲亢又称桥本甲亢,其发病原因可能是在自身免疫性甲状腺炎的情况下,由于病变对甲状腺腺体的破坏,使甲状腺激素的释放增多,同时也可能存在有兴奋甲状腺的受体抗体的作用,刺激腺体组织,使甲状腺激素分泌增多。患者的甲亢症状较轻,甲状腺质地韧,血中的抗体 TgAb、TPOAb 升高。

5.甲状腺癌伴甲亢

因甲状腺内功能自主性病灶产生过多甲状腺激素而引起甲亢。甲状腺肿大呈不规则性,质地硬,表面不光滑,可有结节,癌肿有转移者可出现甲状腺周围的淋巴结肿大。甲状腺 B 超、CT 及甲状腺扫描可示癌肿的改变,检测血甲状腺球蛋白、降钙素及 CEA 等肿瘤指标可有助于诊断。

**(二)垂体性甲亢**

垂体性甲亢少见,由于垂体瘤分泌促甲状腺激素(TSH)过多而致甲亢。血

TSH 升高,使 $T_3$、$T_4$、$FT_3$、$FT_4$ 升高。

### (三)异位 TSH 综合征

异位 TSH 综合征是因甲状腺外的肿瘤如肺、胃、肠、胰、绒毛膜等脏器的恶性肿瘤分泌 TSH 或类 TSH 物质,而促使甲状腺分泌甲状腺激素增多。

### (四)绒毛膜促性腺激素相关性甲亢

如绒毛膜上皮癌、葡萄胎、侵蚀性葡萄胎、多胎妊娠等。卵巢皮样肿瘤中的毒性腺瘤可致甲亢,绒毛膜促性腺激素分泌增多也可致甲亢。

### (五)碘甲亢

由于各种原因摄入了过多的甲状腺激素而引起甲亢。服用含碘药物和制剂等,如应用胺碘酮控制心律失常,可使血中的甲状腺激素水平升高;在治疗甲亢过程中加用的甲状腺激素量过大,导致甲亢病情反复;甲状腺功能减退症在应用甲状腺激素治疗的过程中,服用甲状腺素时间过长未及时调整剂量或服用量过大,可致血中甲状腺激素水平升高,部分患者出现甲亢症状。

### 四、病理

#### (一)甲状腺

甲状腺多呈不同程度的弥漫性肿大,病程长者可呈结节状,质地软或韧,甲状腺内血管增生、充血,滤泡增生明显,细胞核可有分裂象,高尔基体肥大,线粒体增多。

#### (二)浸润性突眼

浸润性突眼者的球后组织中常有脂肪浸润,纤维组织增生,黏多糖和糖胺聚糖沉积,透明质酸增多,可见淋巴细胞和浆细胞浸润。眼肌纤维增粗,肌纤维透明变性,肌细胞内黏多糖增多。

#### (三)胫前黏液性水肿

病变部位见黏蛋白样透明质酸沉积,伴肥大细胞、吞噬细胞和内质网粗大的成纤维细胞浸润。

#### (四)其他

骨骼肌、心肌可有类似眼肌的改变,久病者可有肝内脂肪浸润、坏死。少数患者可伴有骨质疏松。

### 五、临床表现

甲亢的临床表现可轻可重,有的表现为典型甲亢,有的为亚临床甲亢,有的甲亢患者长期得不到诊治,待发生甲状腺危象后才急症入院。甲亢多见于女性,男女发病之比为1:(4~6),以20~40岁为多,但儿童及老年人均可发病。

#### (一)症状

典型的表现为甲状腺毒症表现及各系统代谢亢进的表现。

**1.高代谢综合征**

典型的甲亢症状主要为高代谢综合征,由于甲状腺激素分泌增多导致交感神经兴奋性增高、新陈代谢亢进,患者出现乏力、怕热多汗,尤其在夏季,重症患者会大汗淋漓。患者经常有饥饿感,进食多反而体重减轻。

**2.精神神经系统**

患者烦躁易怒,有的出现性情改变,记忆力减退,睡眠差、失眠多梦,还可出现手颤或肌颤。

**3.心血管系统**

甲亢时高水平的甲状腺激素使患者出现心动过速、心悸气短,血压升高、头晕、胸闷等,剧烈活动后症状明显。

**4.消化系统**

由于肠蠕动增快,患者出现大便次数增加、稀便,严重者出现腹泻、黄疸、肝功能损害。有的患者既往便秘,患甲亢后便秘消失,大便每天1次,这也是大便次数增多的表现,应注意鉴别。

**5.肌肉骨骼系统**

主要表现为甲状腺毒症周期性瘫痪,好发于20~40岁的亚洲男性甲亢患者,也可能为甲亢首发的明显的症状,以此就诊而诊断甲亢。有低钾血症,主要累及下肢,出现肌无力,多在清晨起床时不能站立、跌倒,双下肢瘫痪,几十分钟至几小时后可恢复;有的反复发作。甲亢时少数患者还可出现甲亢性肌病、重症肌无力,胫前黏液性水肿,属于自身免疫病。

**6.生殖系统**

女性患者常有月经减少或闭经,有的到妇产科就诊而发现为甲亢;男性常有阳痿。

**7.造血系统**

循环血中淋巴细胞比例增加,白细胞总数及粒细胞计数降低;偶有血小板计数减少。

## (二)体征

查体可见皮肤温暖潮湿,少数患者出现低热。收缩压可升高,脉压增大,出现颈动脉搏动、水冲脉等周围血管征。可有手颤或舌颤,病情重者出现全身肌颤。部分患者有不同程度的甲状腺肿大及突眼。

### 1.眼征

部分患者出现突眼,出现上眼睑挛缩,睑裂增宽,眼球运动异常。当突眼度<19 mm者为非浸润性突眼,突眼度>19 mm者为浸润性突眼。并可出现不同程度的眼征。

(1)Stellwag征:瞬目减少,两眼炯炯发亮。

(2)von Graefe征:双眼向下看时,由于上眼睑不能随眼球下落,呈现白色巩膜。

(3)Joffroy征:眼球向上看时,前额皮肤不能皱起。

(4)Mobius征:双眼看近物时,眼球辐辏不良。

突眼严重者可出现眼内异物感、胀痛,畏光流泪,睡眠时眼睑不能闭合,导致角膜炎、复视、斜视等。

### 2.甲状腺肿大

多数患者有不同程度的甲状腺肿大,尤其是在年轻患者,多呈弥漫性、对称性肿大,质地软,无压痛;久病者质地较韧,还可出现结节。桥本甲亢者的甲状腺质地韧;甲状腺癌者甲状腺质地硬,且伴有结节,边缘不规整,甲状腺周围可触及肿大的淋巴结。明显甲亢患者的甲状腺左右叶上下极可触及震颤,闻及血管杂音。

### 3.心脏体征

甲亢时心率快,第一心音亢进,少数患者,尤其是老年患者可出现房性心律失常或心房颤动。久病患者可出现心浊音界扩大,心尖区闻及收缩期杂音。

### 4.其他体征

有肠鸣音活跃或亢进;少数患者有胫前黏液性水肿,在双侧胫骨前皮肤呈非凹陷性水肿,皮肤增粗、增厚。有肌病者出现肌无力、肌腱反射减弱。

## 六、实验室检查

### (一)甲状腺功能测定

#### 1.总甲状腺激素测定

总甲状腺激素($TT_3$、$TT_4$)仅能代表血中的总甲状腺激素水平,受甲状腺素结合球蛋白(TBG)的影响,在典型甲亢时可明显升高;在亚临床甲亢时可以表现升高不明显。临床有影响 TBG 的因素(如妊娠、服用雌激素、肝病、肾病、低蛋白血症、使用糖皮质激素等)存在时,应测定游离甲状腺激素。

2.游离甲状腺激素测定

游离甲状腺激素($FT_3$、$FT_4$)不受 TBG 影响,较 $TT_3$、$TT_4$ 测定能更准确地反映甲状腺的功能状态,是诊断甲亢的敏感指标。甲亢时明显升高,在亚临床甲亢时可有轻度升高,或在正常高限。

3.反 $T_3$ 测定

反 $T_3$($r$-$T_3$)是 $T_4$ 在外周组织的降解产物,其浓度的变化与 $T_3$、$T_4$ 维持一定比例,尤其与 $T_4$ 一致,是反映甲状腺功能的一项指标。在甲亢及复发的早期,仅有 $r$-$T_3$ 的升高。

**(二)超敏 TSH(sTSH)测定**

超敏 TSH 测定采用免疫放射分析法(IRMA)。甲亢时 sTSH 降低。采用免疫放射分析法测定 TSH 优于放射免疫法,其灵敏度为 $0.1\sim0.2$ mU/L,能测定出低于正常的值。近年来,采用免疫化学发光法(ICMA)测定,其灵敏度更高,sTSH 成为筛查甲状腺性甲亢的一线指标,甲状腺性甲亢时 TSH 通常 $<0.1$ mU/L,由于其灵敏度高,在甲状腺激素水平正常或在正常高限时,TSH 水平已经有改变,sTSH 是诊断甲状腺性甲亢、亚临床甲亢的敏感指标。但是在垂体性甲亢时不降低或升高。

**(三)甲状腺自身抗体测定**

促甲状腺激素受体抗体(TRAb)包括甲状腺刺激抗体(TSAb)和甲状腺刺激阻断抗体(TSBAb)。

1.TRAb

应用放射受体法测定是鉴别甲亢病因、诊断 Graves 病的指标之一。因 TRAb 中包括 TSAb 和 TSBAb 两种抗体,而检测到的 TRAb 仅能有针对地反映 TSH 受体的自身抗体的存在,不能反映这种抗体的功能。但是当 Graves 病 TSAb 升高时,TRAb 也升高。

2.TSAb

TSAb 是 Graves 病的致病性抗体,该抗体阳性提示甲亢的病因是 Graves 病,是诊断 Graves 病的重要指标之一。Graves 病时 TSAb 升高,反映了这种抗体不仅与 TSH 受体结合,而且这种抗体产生了对甲状腺细胞的刺激功能。阳性率在80%～100%,对Graves病,尤其是早期甲亢有诊断意义;并且对判断病情活动、是否复发有意义,是甲亢治疗后停药的重要指标。TSAb可以通过胎盘导致新生儿甲亢,所以对新生儿甲亢有预测作用。

### (四)甲状腺球蛋白抗体(TgAb)和甲状腺过氧化物酶抗体(TPOAb)测定

这两种抗体升高提示为自身免疫性甲状腺病。在桥本病时此抗体升高。甲亢患者这两种抗体升高时,提示桥本甲亢。如此抗体长期持续阳性,提示患者有进展为自身免疫性甲减的可能。

### (五)甲状腺球蛋白和降钙素测定

对于甲亢患者合并有甲状腺结节者,甲状腺B超疑有甲状腺结节恶变者,需测定这些抗体,升高时提示甲状腺结节有恶变的可能,需进一步检查。在甲状腺癌术后的患者甲状腺球蛋白升高,提示有癌肿复发的可能;血降钙素升高提示应排除甲状腺髓样癌。

### (六)甲状腺摄$^{131}$I率测定

$^{131}$I摄取率是诊断甲亢的传统方法,甲亢时甲状腺摄$^{131}$I率升高,且高峰前移,3小时摄$^{131}$I率＞25%,24小时＞45%。做甲状腺摄$^{131}$I率时应禁食含碘的食物和药物,孕妇和哺乳期妇女禁用此检查。目前由于甲状腺激素及sTSH测定技术的开展,大多数甲亢患者不需再做甲状腺摄$^{131}$I率,但是在诊断亚急性甲状腺炎时甲状腺摄$^{131}$I率测定具有重要的诊断意义。亚急性甲状腺炎伴甲亢时测定甲状腺激素水平升高但甲状腺摄$^{131}$I率降低,是诊断亚急性甲状腺炎的特征性指标。

### (七)甲状腺超声检查

甲状腺超声检查可明确甲状腺肿大的性质,是弥漫性肿大,还是结节性肿大,还可明确甲状腺内有无肿瘤、出血、囊肿等情况。

### (八)甲状腺核素静态显像

对甲状腺肿大呈多结节性、或呈单结节者、或甲状腺有压痛疑诊为甲状腺炎等情况者,可进行甲状腺核素静态显像,明确甲状腺结节为凉结节,还是热结节,对高功能腺瘤的诊断有帮助。根据甲状腺摄取锝的情况,还可判断是否有桥本甲状腺炎、亚急性甲状腺炎的可能。甲状腺核素静态显像有助于胸骨后甲状腺肿的诊断,还对甲状腺结节的性质有一定的诊断价值。

### (九)甲状腺CT或MRI检查

甲状腺CT或MRI检查有助于甲状腺肿、异位甲状腺、甲状腺结节和甲状腺癌的诊断,还可明确突眼的原因、球后病变的性质,评估眼外肌受累的情况。

### (十)血常规检查

外周血循环中淋巴细胞绝对值和百分比及单核细胞增多,但白细胞总数偏低。血小板寿命较短,可显示轻度贫血。

### (十一)血生化检查

甲亢时可有血糖的轻度升高,有的患者处于糖耐量异常阶段;少数患者出现低血钾、肝功能异常及电解质紊乱。

## 七、诊断和鉴别诊断

### (一)诊断

典型病例经详细询问病史,依靠临床表现即可拟诊。不典型病例、小儿、老人及亚临床甲亢患者,往往症状不明显,易被漏诊或误诊。

1.临床甲亢的诊断

具有以下表现时,应考虑诊断为甲亢。

(1)具有高代谢的症状,并具有相关的体征,如体重减轻、乏力、怕热出汗、低热、大便次数增多、手抖和肌颤、心动过速等。

(2)甲状腺呈不同程度的肿大,部分患者伴有甲状腺结节,少数患者无甲状腺肿大。

(3)甲状腺功能测定示 $T_3$、$T_4$、$FT_3$、$FT_4$、$r-T_3$ 升高。甲状腺性甲亢时 TSH 降低(一般 $<0.1$ mU/L);下丘脑、垂体性甲亢时 TSH 升高。

2.Graves 病的诊断标准

(1)有临床甲亢的症状和体征。

(2)甲状腺呈弥漫性肿大,少数病例可无甲状腺肿大。

(3)测定甲状腺激素水平升高,TSH 降低。

(4)部分患者有不同程度的眼球突出和浸润性眼征。

(5)部分患者有胫前黏液性水肿。

(6)甲状腺 TSH 受体抗体(TRAb 或 TSAb)阳性。

以上标准中,前3项为诊断必备条件,后3项为诊断辅助条件。

3.其他类型甲亢

除了有甲亢的临床表现和甲状腺激素升高外,各种类型的甲亢具有其特点。

(1)桥本甲亢:甲状腺质地韧,TgAb、TPOAb 可明显升高。也有少数桥本甲状腺炎患者在早期因炎症破坏甲状腺滤泡,甲状腺激素漏出而呈一过性甲亢,可称为桥本假性甲亢或桥本一过性甲状腺毒症。此类患者虽然有甲亢的症状,$TT_3$、$TT_4$升高,但是甲状腺[131]I摄取率降低,甲亢症状通常在短期内消失,甲状腺穿刺活检呈典型的桥本甲状腺炎的病理改变。

(2)高功能腺瘤:触诊发现甲状腺的单一结节,甲状腺核素静态显像有显著特征,显示热结节。

(3)结节性甲状腺肿伴甲亢:甲状腺肿大伴多结节,也可以表现为 $T_3$ 型甲亢,如果具有功能的结节,甲状腺核素静态显像可呈热结节,周围和对侧甲状腺组织受抑制或者不显像。

(4)甲状腺癌伴甲亢:甲状腺质地韧偏硬,可触及单一结节或多结节,且与周围组织有粘连,或伴有周围及颈部淋巴结肿大。有的查血降钙素升高,提示有甲状腺髓样癌的可能。甲状腺针吸活检有助于明确诊断。

在甲亢症状不典型或根据甲状腺功能结果不能确诊者,可做 TRH 兴奋试验:静脉应用 TRH 200 $\mu$g 后,TSH 不受 TRH 兴奋,提示为甲状腺性甲亢。还可做 $T_3$ 抑制试验:试验前先做甲状腺摄[131]I率,然后服 $T_3$ 片 20 $\mu$g,每天 3 次,共服 7 天,服药后的甲状腺摄[131]I率较服药前降低 50% 以下考虑甲亢,>50% 者可排除甲亢。

**(二)鉴别诊断**

1.甲状腺炎伴甲亢

(1)亚急性甲状腺炎伴甲亢:是在病毒等感染后发生了甲状腺炎,使甲状腺滤泡破坏,释放出甲状腺激素,出现一过性甲亢。患者出现发热、咽痛等上呼吸道感染的症状,甲状腺疼痛伴有局部压痛,检测甲状腺功能可升高,但甲状腺吸碘率降低,这是亚急性甲状腺炎伴甲亢的一个典型表现。在甲状腺毒症期过后可有一过性甲状腺功能减退(简称甲减),然后甲状腺功能逐渐恢复正常。

(2)安静型甲状腺炎:是自身免疫性甲状腺炎的一个亚型,甲状腺肿大不伴疼痛,大部分患者要经历一个由甲状腺毒症至甲减的过程,然后甲状腺功能恢复正常。

2.服用过多甲状腺激素所致甲亢

有服用过多甲状腺激素的病史,甲状腺可无肿大,测定甲状腺激素水平升高。通过测定甲状腺球蛋白可进行鉴别,外源甲状腺激素引起的甲状腺毒症甲状腺球蛋白水平很低或测不出,而甲状腺炎时甲状腺球蛋白水平明显升高。

3.神经官能症

此症患者多有精神受刺激史,睡眠差、多梦,重者失眠、可有精神障碍。由于长期睡眠少、食欲缺乏,可引起消化不良、体重减轻、消瘦,这些表现易与甲亢的症状相混淆,应及时检测甲状腺功能明确诊断。

4.嗜铬细胞瘤

由于肿瘤分泌肾上腺素、去甲肾上腺素增多,引起高代谢综合征如出汗、手抖、消瘦、乏力等,还可出现心动过速、神经精神症状,有时酷似甲亢,但嗜铬细胞瘤的主要表现为高血压,血压可呈阵发性升高,或呈持续性高血压阵发性加重,而无甲状腺肿及突眼。测甲状腺功能正常,血和尿儿茶酚胺升高,肾上腺影像学检查可以显示肾上腺肿瘤,以此可进行鉴别。

5.症状的鉴别

(1)消瘦:引起消瘦的原因很多,如恶性肿瘤、结核病、糖尿病、嗜铬细胞瘤等,应鉴别。

(2)低热:常见的伴有低热的疾病有结核病、恶性肿瘤晚期、风湿病、慢性感染等。

(3)腹泻:常见于溃疡性结肠炎、慢性肠炎、肠道易激综合征等疾病。

(4)心律失常:应与冠心病、风湿性心脏病、高血压性心脏病、心肌病、肺心病等相鉴别。

6.体征的鉴别

(1)脉压增高:应与高血压、主动脉瓣关闭不全、贫血等鉴别。

(2)突眼:单侧突眼者应排除眶内肿瘤;双侧突眼应与肺心病等疾病相鉴别。

(3)甲状腺肿:应与单纯性甲状腺肿、结节性甲状腺肿、桥本甲状腺炎、甲状腺肿瘤等相鉴别。

## 八、治疗

治疗包括一般治疗、抗甲状腺药物及辅助药物治疗、放射性$^{131}$I治疗及手术治疗。应根据患者的具体情况,选用适当的治疗方案。

### (一)一般治疗

应予适当休息。饮食要补充足够热量和营养,包括糖、蛋白质和B族维生素等。精神紧张、不安或失眠者,可给予安定类镇静剂。禁食含碘食物如海带、紫菜等。

**(二)药物治疗**

1.抗甲状腺药物的治疗

(1)适应证:①病情轻、甲状腺轻中度肿大的甲亢患者;②年龄在 20 岁以下,妇女妊娠期、年迈体弱或合并严重心、肝、肾等疾病而不宜手术者;③重症甲亢、甲状腺危象的治疗;④甲亢的术前准备;⑤甲状腺次全切除后复发而不宜用$^{131}$I治疗者;⑥作为放射性$^{131}$I治疗前的辅助治疗;⑦经放射性$^{131}$I治疗后甲亢复发者。

(2)常用药物有以下几种。①硫脲类:甲硫氧嘧啶(MTU)及丙硫氧嘧啶(PTU)。②咪唑类:甲巯咪唑(MM)、卡比马唑(CMZ)。这些抗甲状腺药物都能抑制甲状腺素的合成,抑制甲状腺过氧化物酶活性,抑制碘化物形成活性碘,影响酪氨酸残基碘化,抑制碘化酪氨酸耦联形成碘甲状腺原氨酸;抗甲状腺药物还可抑制免疫球蛋白的生成,使甲状腺中淋巴细胞减少,TSAb 下降。PTU 还在外周组织抑制脱碘酶从而阻抑 $T_4$ 向 $T_3$ 的转换,所以在重症甲亢及甲状腺危象时首选应用。

(3)剂量与疗程:长程治疗分初治期、减量期及维持期,按病情轻重决定剂量。

1)初治期:MTU 或 PTU 300～450 mg/d 或 MM、CMZ 30～40 mg/d,分2～3 次口服,妊娠期甲亢患者以选择 PTU 为宜。服药至症状减轻后酌情减量至常规剂量。初治期治疗至症状缓解或 $T_3$、$T_4$、$FT_3$、$FT_4$、$r$-$T_3$ 恢复正常或接近正常时即可减量,进入减量期。

2)减量期:根据病情及症状控制情况每 2～4 周减量 1 次。MTU 或 PTU 每次减 50～100 mg,MM 或 CMZ 每次减 5～10 mg。待症状完全消除,体征明显好转后根据甲状腺激素水平调整用药剂量,逐渐减量至最小维持量。

3)维持量期:经逐渐减少药物剂量后,患者的病情比较稳定,药物剂量服用较长时间调整很小,此时则进入维持量期,MTU 或 PTU 50～100 mg/d,MM 或 CMZ 5～10 mg/d,如此治疗至甲状腺功能较长期稳定在正常水平,以至停药。

疗程中除非有较严重反应,一般不宜中断,并定期随访。

(4)不良反应及处理。

1)粒细胞计数减少:是常见的不良反应,发生率较高,所以在治疗过程中应经常检测血常规,如白细胞计数低于$3.0×10^9$/L 或中性粒细胞计数低于 $1.5×10^9$/L 则应考虑停药,并应加强观察,试用升白细胞药物如维生素 $B_4$、鲨肝醇、利血生等,必要时给予泼尼松 30 mg/d 口服。粒细胞缺乏伴发热、咽痛、皮疹时,须即停药抢救,应用重组人粒细胞集落刺激因子,使白细胞上升后再继续用药或改用另一种抗甲状腺药物,或改用其他治疗方案。

2)药疹:较常见,可用抗组胺药控制,不必停药,但应严密观察,如皮疹加重,则应立即停药,以免发生剥脱性皮炎。

3)中毒性肝病:其发生率为 0.1%～0.2%,多在用药后 3 周左右发生,表现为变态反应性肝炎,转氨酶升高。用药所致的肝功能损害应与甲亢本身所致的转氨酶升高相鉴别,所以在应用抗甲状腺药物前应先检测肝功能,以区别肝功能损害是否为抗甲状腺药物所致。还有罕见的 MM 导致的胆汁淤积性肝病,在停药后可逐渐恢复正常。如出现重症肝炎,应立即停药抢救。

4)血管炎:罕见,由抗甲状腺药物引起的药物性狼疮,抗中性粒细胞胞浆抗体阳性。多见于中年女性患者,表现为急性肾功能异常、关节炎、皮肤溃疡、血管炎性皮疹等。停药后多数患者可恢复,少数严重病例需要应用大剂量糖皮质激素、免疫抑制剂或血液透析治疗。

(5)停药的指征:甲亢经用药物治疗完全缓解后何时停药,应考虑以下指标。甲亢的症状消失,突眼、甲状腺肿等体征得到缓解;检测甲状腺功能已多次正常,$T_3$、$T_4$、$FT_3$、$FT_4$、$r-T_3$ 等长期稳定在正常范围;sTSH 恢复正常且稳定;TSAb 下降至正常。

(6)甲亢复发:复发主要指甲亢经药物治疗后病情完全缓解,在停药后又有复发者。复发主要发生在停药后的第 1～2 年,3 年后复发率降低。甲亢复发后要寻找复发的诱因,以控制诱因,并可继续药物治疗。对药物治疗有不良反应者,或不能坚持服药者,应考虑改用放射性[131]I 治疗或手术等其他治疗。

达到以上指标后再停药,停药后复发率小。

2.其他药物治疗

(1)碘剂:能抑制甲状腺激素从甲状腺释放,能减少甲状腺充血,但作用属暂时性。于给药后 2～3 周内症状逐渐减轻,但以后又可使甲亢症状加重,并影响抗甲状腺药物的疗效。所以仅适用于:①甲状腺手术前的准备;②甲状腺危象的治疗;③甲亢患者接受急诊外科手术。碘剂通常与抗甲状腺药物同时应用。控制甲亢的碘剂量大约为 6 mg/d;或复方碘溶液(Lugol 液)3～5 滴口服,每天 3 次。

(2)普萘洛尔:不仅作为 β 受体阻滞剂用于甲亢初治期(每次 10～20 mg,每天 3～4 次),而且还有抑制 $T_4$ 转换成 $T_3$ 的作用,近期改善症状疗效显著。此药可与碘剂等合用于术前准备,也可用于[131]I 治疗前后及甲状腺危象时。哮喘患者禁用,可用阿替洛尔、美托洛尔。

(3)碳酸锂:可以抑制甲状腺激素分泌。但是与碘剂不同,不干扰甲状腺对放射性碘的摄取,主要用于对抗甲状腺药物和碘剂均过敏者,由于不良反应大,仅适于临时、短期应用控制甲亢。300~500 mg,每8小时1次。

(4)促进白细胞增生药:主要用于有白细胞计数减少的甲亢患者。常用的有以下几种。①维生素 $B_4$:核酸的组成成分,参与 RNA 和 DNA 的合成,能促进白细胞的增生。口服每次 10~20 mg,每天 3 次。②鲨肝醇:有促进白细胞增生及抗放射作用,口服每次 50 mg,每天 3 次。③利血生:半胱氨酸的衍生物,能促进骨髓内粒细胞的生长和成熟,刺激白细胞及血小板增生,每次 20 mg 口服,每天3 次。④重组人粒细胞集落刺激因子:主要刺激粒细胞系造血祖细胞的增殖、分化、成熟与释放。作用迅速,一般用于白细胞计数少于 $3.0 \times 10^9/L$ 时,此时应停用抗甲状腺药物,每天 75 μg 皮下注射,有变态反应者禁用。用促进白细胞增生药应定期监测血象。

(5)甲状腺素:甲亢治疗过程中加用甲状腺素主要为预防药物性甲减,甲状腺素可反馈抑制 TSH 的分泌,防止甲状腺肿大和突眼,一般在抗甲状腺药物减量阶段应用。治疗中如症状缓解而甲状腺肿或突眼反而加重时,抗甲状腺药物可酌情减量,并可加用甲状腺片 40~60 mg/d 或 $L$-$T_4$ 12.5~50.0 μg/d,以后根据患者的具体病情决定抗甲状腺药物和甲状腺素的剂量。有的患者在加用甲状腺素后突眼和甲状腺肿得到缓解,而有些患者则在甲状腺素用量过大后会导致心悸、出汗、甲亢症状加重等,此时需停用甲状腺素,调整抗甲状腺药物剂量。

### (三)放射性131I治疗

放射性131I 能被甲状腺高度摄取,131I 释放出 β 射线对甲状腺有毁损效应,使甲状腺滤泡上皮破坏而减少甲状腺素的分泌,同时还可抑制甲状腺内淋巴细胞的抗体生成,达到治疗甲亢的目的。

1.适应证

(1)成人 Graves 甲亢伴甲状腺肿大Ⅱ度以上。

(2)应用抗甲状腺药治疗失败或复发或对药物过敏者。

(3)甲亢手术治疗后复发者。

(4)伴有甲亢性心脏病或伴其他病因的心脏病的甲亢患者。

(5)甲亢合并白细胞计数减少或全血细胞计数减少者。

(6)老年甲亢。

(7)甲亢合并糖尿病。

(8)毒性多结节性甲状腺肿。

(9)自主功能性甲状腺结节合并甲亢。

2.相对适应证

(1)青少年和儿童甲亢,应用抗甲状腺药物治疗失败或复发,而不适宜手术者。

(2)甲亢合并肝、肾等脏器功能损害。

(3)轻度和稳定期的中度浸润性突眼的甲亢患者。

3.禁忌证

妊娠及哺乳期妇女禁用;严重心、肝、肾衰竭者;肺结核患者;重症浸润性突眼及甲状腺危象等患者禁用。

4.放射性$^{131}$I治疗的并发症

主要的并发症为甲减,早期由于腺体破坏,后期由于自身免疫反应所致。一般在治疗后第1年的发生率为4%～5%,以后每年递增1%～2%。另外,可有放射性甲状腺炎等并发症。

5.注意事项

青少年甲亢患者在甲亢初治时,尽量不首先选用放射性$^{131}$I治疗,防止导致永久性甲减。

由于采用放射性$^{131}$I治疗较采用药物治疗简单、方便,减少了长期服药的麻烦,近年来采用放射性$^{131}$I治疗的患者明显增多,治疗较安全,疗效明显。重症甲亢患者在行放射性$^{131}$I治疗前需用抗甲状腺药物治疗,控制甲亢,防止在放射性$^{131}$I治疗未显效前发生甲状腺危象。

**(四)手术治疗**

实行甲状腺次全切除术可使甲亢的治愈率达到70%左右。

1.适应证

(1)中、重度甲亢,长期服药效果不佳。

(2)停药后复发,或不能坚持长期服药,甲状腺明显肿大者。

(3)甲状腺巨大有压迫症状者。

(4)胸骨后甲状腺肿伴甲亢。

(5)多结节性甲状腺肿伴甲亢者。

(6)疑似与甲状腺癌并存者。

(7)儿童、青少年甲亢应用抗甲状腺药物治疗失败或效果差者。

2.禁忌证

伴有重症突眼的 Graves 病患者,严重心、肝、肾衰竭不能耐受手术者,妊娠早期及晚期,以及轻症患者禁忌手术治疗。

3.术前准备

进行手术前必须用抗甲状腺药物充分治疗至症状控制,心率在 80 次/分左右,$T_3$、$T_4$、$FT_3$、$FT_4$、$r-T_3$ 在正常范围。手术前 2 周开始加服复方碘溶液,每次 3～5 滴,每天 1～3 次,术前 1～2 天停药。

4.手术治疗的并发症

(1)永久性甲减:由于手术损伤、Graves 病本身的自身免疫性损伤所致。

(2)甲状旁腺功能减退:手术中甲状旁腺部分损伤或供应血管损伤可导致一过性甲状旁腺功能减退,以后可逐渐恢复;如为甲状旁腺误切或大部分损伤,则可导致永久性甲状旁腺功能减退。

(3)喉返神经损伤:单侧损伤表现为发音困难、声音嘶哑;双侧损伤可出现气道阻塞,需要紧急处理。

(4)手术创口出血、感染。

(5)甲状腺危象:多由于术前准备不充分所致。术后短时间内出现甲亢症状加重,还可出现肺水肿、心功能不全、休克等,需立即抢救。

## 九、甲亢特殊的临床类型及诊治

甲亢时还有一些特殊的临床表现和类型,应予重视;根据病情选择合理的治疗方案。

### (一)甲状腺危象

甲状腺危象也称甲亢危象,是甲亢急性加重的临床综合征。

1.常见的诱因

(1)甲状腺危象多发生在甲亢未得到及时治疗的患者,尤其是在夏季高温作业等情况时,患者出汗多、脱水重,易发生甲状腺危象。

(2)重症甲亢患者,未经药物治疗控制甲亢病情就进行放射性[131]I 治疗,在放射性碘治疗后,放射性[131]I 还未发挥作用、未控制过高的甲状腺激素水平而发生甲状腺危象。

(3)在感染、劳累、应激、急性胃肠炎、脱水、严重精神创伤等诱因情况下发生甲状腺危象。

(4)严重的躯体疾病如充血性心力衰竭、低血糖症、败血症、脑血管意外、急腹症或重度创伤等。

（5）口服过量的甲状腺激素制剂。

（6）甲亢患者未做充分的术前准备，未应用足够的抗甲状腺药物治疗，甲状腺功能仍明显升高时就行甲状腺手术者，手术时使已合成的甲状腺激素释放到血循环中，导致血中的甲状腺激素水平进一步升高，在术后短时间内就发生甲状腺危象，多见于老年人。近年来由于对甲亢的深入认识，大多数需要行手术治疗的甲亢患者，在术前都做了充分准备，已很少有此种现象发生。

2.发病机制

甲状腺危象的发生与血中的甲状腺激素水平明显升高有重要关系。甲亢时血中的甲状腺激素水平明显升高，其中 $FT_3$、$FT_4$ 的升高速度比其浓度的升高更为重要，短期内具有生物活性的游离甲状腺激素水平升高是导致甲状腺危象发生的重要因素。甲亢时内环境发生紊乱，机体对甲状腺激素的耐受性下降，高水平甲状腺激素的作用更加明显。过多的甲状腺激素使肾上腺素能受体数目增加，使肾上腺素能神经兴奋性增高，导致儿茶酚胺的反应性增强，进一步刺激了甲状腺激素的合成和释放，表现出过高的甲状腺激素在各系统的作用。

3.临床表现

原有的甲亢症状加重，并且伴有高热，体温＞39 ℃，心率＞140 次/分，血压可升高或降低。患者神情紧张，烦躁不安，呼吸急促，大汗淋漓，全身乏力。出现全身肌颤、手颤，并伴有恶心、呕吐、腹泻，体重较前明显减轻。部分患者出现心律失常如心房纤颤、频繁期前收缩等。由于短时间内甲状腺激素的迅速升高，使心率明显增快，多数患者，尤其是年龄较大的患者都伴有不同程度的心功能不全，双肺闻及湿啰音或满布干湿啰音，出现心源性哮喘、肺水肿、急性左心衰竭的表现。甲状腺危象患者如未得到及时诊断和治疗，在短时间内会出现血容量减少、血压下降、休克，甚至昏迷。如不及时抢救，病死率高。

4.诊断

根据患者既往的甲亢病史及就诊时的临床表现，诊断一般不难。甲状腺激素水平明显升高，甲状腺性甲亢时 TSH 明显降低，白细胞总数及中性粒细胞计数常升高。

但是对于无甲亢诊治史的患者，诊断甲状腺危象主要根据临床表现；根据临床表现考虑为甲状腺危象时，可以抽血送检进行甲状腺功能、血常规等必要的检查；但是在危重患者，可能没有时间等待甲状腺功能的结果，应立即进行输液、吸氧、用药等抢救措施，抓住抢救时机，挽救患者的生命。

甲状腺危象时的甲状腺功能测定示甲状腺激素水平明显升高,但病情轻重与血甲状腺激素浓度无平行关系,所以仅根据甲状腺激素水平不能判断是否存在甲状腺危象,诊断主要依靠临床表现。

5.治疗

甲亢患者病情加重,一旦发生危象则急需抢救。

(1)抑制甲状腺激素合成:是治疗甲状腺危象的重要抢救措施。首选 PTU,能抑制 $T_4$、$T_3$ 合成和由 $T_4$ 转化为 $T_3$。首次剂量 600 mg 口服或经胃管注入。如无 PTU 时可用等量 MM 60 mg。继用 PTU 每次 200 mg 或 MM 每次 20 mg,每天口服 3 次,待症状控制后减量至常用治疗量。

(2)抑制甲状腺激素释放:病情严重者在服 PTU 1 小时后使用碘剂,复方碘溶液 5 滴,每 6 小时 1 次;或用碘化钠 0.5～1.0 g,加入 500 mL 液体中静脉滴注,第一个 24 小时可用 1～3 g,要避光静脉滴注。

(3)降低周围组织对甲状腺激素的反应:选用肾上腺素能阻滞剂,如无心功能不全和哮喘者,可用大剂量普萘洛尔 20～30 mg,每 6～8 小时口服 1 次,或 1 mg 经稀释后缓慢静脉注射,视需要可间断给予 3～5 次。但应从小剂量开始,监测心率并注意窦房结功能,防止心率过慢;发生心功能不全者停用,及时监测心率及血压。

(4)拮抗应激:应用糖皮质激素能抑制甲状腺激素的释放,降低周围组织对甲状腺激素的反应,并增强机体的应激能力。可给予氢化可的松 50～100 mg 加入液体中静脉滴注,每 6～8 小时 1 次;或用地塞米松 5 mg 加入液体中静脉滴注,每天 2～3 次。

(5)液体疗法:甲状腺危象时患者出现高热、出汗多、呕吐、腹泻等,使体液量丢失过多,造成脱水,甚至血压低,所以在应用抗甲状腺药物进行治疗的同时,需立即给予补液。可以先给予 5%葡萄糖盐水静脉滴注,根据患者失水的程度及心功能的情况决定补液量。如果有尿,无肾功能不全,可以给予 10%氯化钾加入液体中静脉滴注。测定血电解质,纠正低钠、低钾血症等。有低血糖者,可以应用 10%葡萄糖液静脉滴注,也可将 50%葡萄糖 40～60 mL 加入等渗液体中静脉滴注。开通静脉通道,有利于静脉滴注糖皮质激素、碘剂等。静脉滴注碘剂时需配制成 3‰浓度,避光静脉滴注。

(6)对症治疗:高热者可给予物理降温或药物降温,使用异丙嗪、哌替啶各 50 mg 静脉滴注;供氧;同时监护心、肾等功能。甲状腺危象时多数患者有不同程度的心功能不全,在给予抗甲状腺药物治疗的同时,若患者伴有急性左心衰竭时需高流量吸氧,根据病情选择急救药如哌替啶(25～50 mg)或吗啡(5 mg)静脉应用;急性肺水肿可选用快速利尿剂如呋塞米 20～40 mg 或血管扩张剂等,注意改善微循环。防治感染,由感染诱发者,需针对感染的类型选择有效的抗菌药物。监测血电解质及血气,纠正电解质、酸碱平衡紊乱。及时处理各种并发症。

**6.甲状腺危象的预防**

甲状腺危象一旦发生,病死率较高;尤其在老年人,伴有高血压、冠心病、心肾功能不全的患者,其病死率更高,所以关键在于预防。防止甲状腺危象发生的预防措施有以下几种。

(1)出现心悸、烦躁、怕热多汗、食欲亢进、消瘦乏力等症状时,应及时就诊,得到早期诊治。

(2)已经诊断为甲亢的患者,应在专业医师指导下进行规律的有效治疗,尽早控制病情。

(3)应用口服抗甲状腺药物治疗的甲亢患者,应按时服药和随诊,不能随意停药,防止甲亢复发,导致甲状腺危象的发生。

(4)甲亢患者在发生感染、创伤、施行手术、应激等情况时,要及时监控甲亢病情,根据病情程度调整用药,防止危象发生。

(5)在炎热天气、高温作业、长途旅行等情况时,要注意水分的补充,防止脱水,并合理用药控制甲亢。

(6)甲亢手术治疗前应用抗甲状腺药物做好术前准备;重症甲亢行放射性$^{131}$I治疗前先用抗甲状腺药物控制病情。

**(二)甲状腺毒症性心脏病**

**1.发病机制**

甲状腺毒症时甲状腺激素分泌增多,对心脏有三个作用:①增强心脏 β 受体对儿茶酚胺的敏感性;②直接作用于心肌收缩蛋白,增强心肌的正性肌力作用;③继发于甲状腺激素的外周血管扩张,阻力下降,心脏输出量代偿性增加。上述作用导致心动过速、心脏排出量增加、心房纤颤和心力衰竭。多见于长期甲亢未得到很好控制的患者或老年甲亢患者。

**2.临床表现**

除典型的甲亢表现外,可以出现心界扩大、心脏杂音,有的出现心律失常,以心房纤颤、房性期前收缩为常见。甲亢长期得不到控制者,心律失常不易纠正,易发生甲亢性心肌病,心肌损害,心力衰竭。

心力衰竭分为两种类型:一类是心动过速和心脏排出量增加导致的心力衰

竭。主要发生在年轻甲亢患者。此类心力衰竭非心脏泵衰竭所致,而是由于心脏高排出量后失代偿引起,称为"高心脏排出量型心力衰竭"。常随甲亢控制,心力衰竭恢复。另一类是诱发和加重已有的或潜在的缺血性心脏病发生的心力衰竭,多发生在老年患者。此类心力衰竭是心脏泵衰竭。心房纤颤也是影响心脏功能的因素之一。甲亢患者中 10%～15% 发生心房纤颤。甲亢患者发生心力衰竭时,30%～50% 与心房纤颤并存。

**3.治疗**

(1)应用抗甲状腺药物治疗:立即给予足量抗甲状腺药物,控制甲状腺功能至正常。

(2)$^{131}$I 治疗:经抗甲状腺药物控制甲状腺毒症症状后,尽早给予放射性 $^{131}$I 破坏甲状腺组织,控制甲亢,防止高甲状腺激素对心脏的进一步影响。为防止放射性损伤后引起的一过性高甲状腺激素血症加重心脏病变,给予 $^{131}$I 的同时可给予 β 受体阻滞剂保护心脏;$^{131}$I 治疗后 2 周恢复抗甲状腺药物治疗,等待 $^{131}$I 发挥作用;$^{131}$I 治疗后要监测甲状腺功能,如甲状腺激素水平仍高于正常,要应用抗甲状腺药物治疗,严格控制甲状腺功能在正常范围;如果发生 $^{131}$I 治疗后甲减,应用尽量小剂量的 L-T$_4$ 控制血清 TSH 在正常范围,避免过量。

(3)β 受体阻滞剂:普萘洛尔可以控制心动过速,减少心脏耗氧,适用于心率快、交感神经兴奋性增强的患者。

(4)心房颤动的治疗:对于甲亢伴有快速心房颤动者,给予 β 受体阻滞剂可有助于控制心率,减少心肌耗氧,如应用美托洛尔 25～50 mg,每天 1～2 次,也可应用抗心律失常药物如普罗帕酮等。对于有心力衰竭的慢性心房颤动,也可应用小剂量的洋地黄制剂,如地高辛 0.125～0.250 mg/d,减慢心率,纠正心功能。

(5)心力衰竭的治疗:处理甲亢合并的充血性心力衰竭的措施与未合并甲亢者相同。但是纠正的难度加大。给予吸氧;减少回心血量,肺水肿者需用呋塞米 20～40 mg,或应用血管扩张剂酚妥拉明等。在减少外周阻力的情况下,可应用洋地黄制剂,纠正心力衰竭。

**(三)淡漠型甲亢**

淡漠型甲亢多见于老年患者。起病隐匿,临床症状较轻,无明显眼征和甲状腺肿。表现为表情淡漠、嗜睡、反应迟钝等,不易诊断。但大部分患者有心悸头晕,体重减轻、消瘦乏力。还可有腹泻、厌食,可伴有心房颤动、心肌病等。所以在老年人,短时期内出现不明原因的消瘦,由便秘转成稀便,近期出现的心房颤动,由良好睡眠到睡眠差等,应考虑有甲亢的可能。根据甲状腺功能,判断甲亢的病情轻重,决定抗甲状腺药物的剂量。

**(四)$T_3$型甲状腺毒症**

$T_3$型甲状腺毒症多见于结节性甲状腺肿、自主高功能性腺瘤、淡漠型甲亢或缺碘地区的甲亢患者。由于甲亢时 $T_3$ 和 $T_4$ 生成的比例失调,$T_3$ 产生量过多所致。症状较轻,可能仅有乏力、心悸、大便次数增多等表现;也可能有部分甲亢症状,但是大多数体重无明显减轻。查 $TT_3$、$FT_3$ 升高,而 $TT_4$、$FT_4$ 正常。甲状腺摄$^{131}$I率正常或偏高,但不受外源性 $T_3$ 抑制。治疗此型甲亢时,抗甲状腺药物的剂量应适当减少,治疗疗程可能不如 Graves 病长,需根据病情及时调整药量,防止发生甲减。

**(五)亚临床甲亢**

亚临床甲亢多见于甲亢早期,或发生在结节性甲状腺肿、甲状腺毒性腺瘤早期。可无明显甲亢症状,测定 $T_3$、$T_4$、$FT_3$、$FT_4$ 在正常高限或高于正常,TSH 降低。根据 TSH 降低的程度,划分为两种:①TSH部分抑制,血清 TSH 在 $0.1\sim$ $0.4$ mU/L;②TSH 完全抑制,血清 TSH$<0.1$ mU/L。遇到有不典型甲亢症状的患者,及时查甲状腺功能,还可测定 TRAb,可以早期诊断亚临床甲亢,防止发展为临床甲亢。

诊断亚临床甲亢时需排除其他原因引起的 TSH 降低,如下丘脑-垂体疾病、非甲状腺疾病、外源性甲状腺激素替代治疗等情况。早期诊断甲亢治疗相对容易,仅需要应用口服抗甲状腺药物就可控制,应用剂量较小,疗程较短。

**(六)妊娠与甲亢**

1.妊娠一过性甲状腺毒症

GTT 在妊娠妇女的发生率是 $2\%\sim3\%$。本病发生与人绒毛膜促性腺激素(HCG)的浓度增高有关。HCG 与 TSH 有相同的 α 亚单位、相似的 β 亚单位和受体亚单位,所以 HCG 对甲状腺细胞 TSH 受体有轻度的刺激作用。本症血清 TSH 水平减低、$FT_4$ 或 $FT_3$ 增高。

临床表现为甲亢症状,妊娠期的体重增加可掩盖甲亢所致的体重减轻,同时还由于妊娠期的生理性高代谢综合征、高雌激素血症所致的 TBG、$T_3$、$T_4$ 升高,给甲亢的诊断带来困难。如患者有心悸、乏力、四肢近端消瘦,体重不随妊娠月份而相应增加,应疑诊甲亢,做甲状腺功能检查明确诊断。病情的程度与血清 HCG 水平增高程度相关,但是无突眼,甲状腺自身抗体阴性。严重病例出现剧烈恶心、呕吐,体重下降 5% 以上,严重时出现脱水和酮症,也称为妊娠剧吐一过性甲亢。多数病例仅需对症治疗,严重病例需要短时间应用抗甲状腺药物治疗。

**2.妊娠 Graves 病的诊断**

妊娠期具有生理性甲状腺素分泌增多的阶段,可出现甲状腺肿和相应的高代谢综合征,由于甲状腺激素结合球蛋白升高,血 $TT_3$、$TT_4$ 也可相应升高,与 Graves 病相似,对于甲亢的诊断相对困难。此时需结合以下征象考虑为 Graves 病:①有心悸,出汗多,手颤,大便次数增多,体重不随妊娠月份而相应增加,四肢近端消瘦,乏力等症状;②查体示甲状腺肿大,甲状腺区闻及血管杂音,或有不同程度的突眼,有肌震颤等;③甲状腺功能示 $FT_3$、$FT_4$ 升高,TSH 降低;④血清 TRAb 或 TSAb 升高。

**3.甲亢与妊娠**

未控制的甲亢使妊娠妇女流产、早产、先兆子痫、胎盘早剥等病症的发生率增高;早产儿、胎儿宫内生长迟缓、足月小样儿等的危险性升高。母体的甲状腺刺激抗体(TSAb)可以通过胎盘刺激胎儿的甲状腺引起胎儿或新生儿甲亢。所以,如果患者甲亢未控制,建议不要妊娠;如果患者正在接受抗甲状腺药物(ATD)治疗,血清 $TT_3$ 或 $FT_3$、$TT_4$ 或 $FT_4$ 达到正常范围,停 ATD 后可以怀孕;如果患者为妊娠期间发现甲亢,或在妊娠前患甲亢已控制良好而在妊娠期间甲亢复发者,在告知妊娠及胎儿可能存在的风险后,如患者选择继续妊娠,则首选抗甲状腺药物如 PTU 治疗;病情不能控制并有手术指征者,可考虑在妊娠 4~6 个月期间手术治疗。妊娠期间应监测胎儿发育。有效地控制甲亢可以减少高甲状腺激素对胎儿的影响。

**4.妊娠期的 ATD 治疗**

一过性甲亢患者有的仅需对症治疗;有明显的甲亢表现、血甲状腺激素水平明显升高者需要应用抗甲状腺药物治疗。因为 PTU 与血浆蛋白结合比例高,胎盘通过率低于 MM,PTU 通过胎盘的量仅是 MM 的 1/4;另外 MM 所致的皮肤发育不全较 PTU 多见,所以治疗妊娠期甲亢优先选择 PTU,MM 可作为第二线药物。ATD 治疗妊娠期甲亢的目标是使用最小有效剂量的 ATD,在尽可能短的时间内达到和维持血清 $FT_4$ 在正常值的上限,避免 ATD 通过胎盘影响胎儿的脑发育。起始剂量 PTU 50~100 mg,每天3次口服,监测甲状腺功能,及时减少药物剂量。治疗初期每 2~3 周检查甲状腺功能,以后延长至 3~4 周。血清 $FT_4$ 达到正常后数周 TSH 水平仍可处于抑制状态,因此 TSH 水平不能作为治疗时的监测指标。根据甲状腺激素水平的控制,逐渐减少 ATD 剂量;而不主张

合并应用 $L\text{-}T_4$ 同时增加 ATD 的剂量。如果 ATD 治疗效果不佳，或对 ATD 过敏，或者甲状腺肿大明显，需要大剂量 ATD 才能控制甲亢时可以考虑手术治疗。手术时机一般选择在妊娠 4～6 个月；不适宜在妊娠早期和晚期行手术治疗，因为容易引起流产。β 受体阻滞剂如普萘洛尔与自发性流产有关，还可能引起胎儿宫内生长迟缓、产程延长、新生儿心动过缓等并发症，故应慎用或不用。

5.哺乳期的 ATD 治疗

近 20 年的研究表明，哺乳期 ATD 的应用对于后代是安全的，哺乳期使用 PTU 150 mg/d 或 MM 10 mg/d 对婴儿脑发育没有明显影响，但是应当监测婴儿的甲状腺功能；哺乳期应用 ATD 进行治疗的母亲，其后代未发现有粒细胞计数减少、肝功能损害等并发症。MM 的乳汁排泌量是 PTU 的 7 倍，所以哺乳期治疗甲亢，PTU 应当作为首选。

6.妊娠期和哺乳期妇女禁用 ¹³¹I 治疗甲亢

育龄妇女在行 ¹³¹I 治疗前一定要确定未孕。如果选择 ¹³¹I 治疗，治疗后的 6 个月内应当避免怀孕。

### (七)新生儿甲亢

本病的患病率为 1‰～2‰。一项 230 例 Graves 病妊娠报告，新生儿甲亢的发生率是 5.6%。Graves 病母亲的 TSAb 可以通过胎盘到达胎儿，引起新生儿甲亢。TRAb 的滴度超过 30% 或 TSAb 明显升高时容易发生本病。有的母亲其甲亢已经得到控制，但是由于血循环中 TSAb 存在，依然可以引起新生儿甲亢。妊娠 25～30 周时胎儿的胎音＞160 次/分提示本病。新生儿甲亢一般在出生后数天发作。表现为易激惹，皮肤潮红，高血压，体重增加缓慢，甲状腺肿大，突眼，心动过速，黄疸，心力衰竭。诊断依赖新生儿血清 $TT_4$、$FT_4$、$TT_3$ 的增高。新生儿甲亢呈一过性，随着抗体消失，疾病自发性缓解，临床病程一般在 3～12 周。

新生儿甲亢一经诊断，需要用 ATD 治疗，目的是尽快降低新生儿循环血内的甲状腺激素浓度。PTU 5～10 mg/(kg·d) 或 MM 0.5～1.0 mg/(kg·d)。如心率过快，可应用普萘洛尔 1～2 mg/d，减慢心率和缓解症状。根据病情调整 ATD 剂量。

### (八)胫前黏液性水肿

胫前黏液性水肿在甲亢中不多见。少数甲亢患者在双胫骨前出现皮肤增厚、变粗、水肿，可有大小不等的斑块或结节，与 Graves 病同属于自身免疫病。随着应用抗甲状腺药物治疗控制甲亢，水肿可逐渐消失，仅少数可留有皮肤粗厚。

**(九)Graves 眼病(GO)**

患者出现突眼,眼部肿痛,畏光流泪,并可出现复视或斜视;严重者出现眼球活动受限,眼睑闭合不全,角膜外露可发生角膜溃疡。GO 可与甲亢同时发生,也可在甲亢之后,有的患者合并亚临床甲亢;仅有少数患者有突眼而甲状腺功能正常,称之为甲状腺功能正常的 GO。

## 十、甲亢的个体化治疗方案选择

**(一)新发病的甲亢**

对新发病者,要根据年龄,有无突眼,甲状腺肿大程度,以及病情轻重来选择治疗方案。

**1.年轻的、未婚的轻中度甲亢患者**

初诊甲亢时,多采用口服抗甲状腺药物治疗。因为应用口服药物可以根据病情轻重变化及时调整剂量,使甲亢逐渐控制以至停药。治疗时间不太长者,一般不导致甲减。如果采用放射性$^{131}$I 治疗,甲亢可以治愈,但是如果剂量不当,有导致甲减的可能,以后需要长期补充甲状腺激素;在需要生育时还要考虑甲状腺激素补充的问题,并需要长期监测甲状腺功能。

口服 ATD 治疗时应防止服药时间过长而未调整剂量,发生甲状腺功能减退,使突眼及甲状腺肿加重。长程治疗对轻、中度患者的缓解率约为 60%;短程治疗的缓解率约为 40%。

**2.已婚、已育的甲亢患者**

初诊甲亢时,根据患者的具体情况选择治疗方案。Graves 病患者,尤其是条件受限制,不能经常到医院复诊及检查者,或不能坚持长期服药及监测甲状腺功能等指标者,非桥本甲亢、无重症浸润性突眼、无碘过敏者,可以选择放射性$^{131}$I治疗。

病情中度或轻症者,可以选择应用口服抗甲状腺药物治疗,因为有些甲亢患者,尤其是桥本甲亢患者,用药短时间内甲状腺功能就恢复正常,如选择应用放射性$^{131}$I治疗,可能在较小剂量时就可能出现甲减。开始可服用 MTU 或 PTU 6 片/天,待症状减轻后逐渐减量。伴有明显突眼的患者,初始治疗宜先选用口服抗甲状腺药物,经用药物突眼有所减轻,如不能坚持长期服药,或有抗甲状腺药物所致白细胞计数减少或肝功能损害者,可以再选择放射性$^{131}$I治疗。甲状腺明显肿大有压迫症状、或有甲状腺高功能腺瘤、或有甲状腺结节伴甲亢者,可以在应用抗甲状腺药物治疗控制甲亢后行手术治疗。

### 3.重症甲亢患者

重症甲亢患者需要先应用抗甲状腺药物控制甲亢的病情,待病情缓解后可以继续口服药物治疗,也可以根据病情选择放射性[131]I治疗。口服药宜选择PTU,因其药物起效快,控制症状作用明显。剂量为每天8～12片,个别重症或甲状腺危象前期患者初始药物剂量可达每天12～15片。

### 4.桥本甲亢患者

桥本甲亢表现为甲状腺质地韧,血中TgA、TPOAb可明显升高。初发甲亢时血甲状腺激素水平也可明显升高,但是应用ATD治疗后,在较短时间(如1～3个月)甲状腺功能可逐渐恢复正常,有的甚至出现甲减,所以初治时以选择ATD口服为宜,尽量在初治时不首选放射性[131]I治疗,防止出现永久性甲减。在应用ATD期间,应严密监测病情及甲状腺功能,及时调整药物剂量,防止用药过量。

### (二)甲亢复发

对于应用口服ATD或放射性[131]I或手术治疗后甲亢复发的患者,应根据复发时病情的轻重及患者目前的状况选择治疗方案。

### 1.应用口服抗甲状腺药物治疗后甲亢复发者

应用口服抗甲状腺药物治疗后甲亢复发者多为Graves病患者。经过系统、足够疗程治疗后又复发、无严重突眼者,可以考虑应用放射性[131]I治疗;如果未实行系统治疗、治疗不规律者,桥本甲亢可以继续应用口服药治疗。Graves病无严重突眼者,建议应用放射性[131]I治疗;伴有严重突眼者,建议继续应用口服药治疗。甲状腺肿大明显的复发甲亢,在应用抗甲状腺药物治疗、甲亢控制后,可以考虑手术治疗;或直接应用放射性[131]I治疗。

### 2.应用放射性[131]I治疗后甲亢复发者

应用过1次放射性[131]I治疗后甲亢复发者,说明当时放射性[131]I的量偏小一些。放射性[131]I治疗后甲亢复发,最好不要急于进行第2次放射性[131]I治疗,因为两次的放射性[131]I的量累积可以导致甲减,应先用口服药物治疗。根据治疗所需的药物剂量和疗程,可以判断出病情的轻重及是否需要进行第2次放射性[131]I治疗。有些患者甲亢复发应用很短时间的抗甲状腺药物治疗,甲状腺功能即可恢复正常,这种患者如果应用第2次放射性[131]I治疗,势必导致甲减的发生;而有些患者应用口服药病情仍有波动,且在短时间内不能减量,治疗疗程长,有的停药后又复发,这些患者可以做第 2 次放射性$^{131}$I治疗。

3.甲亢经手术治疗后复发者

初诊甲亢经手术治疗后甲亢复发者,多数为 Graves 病患者,宜先给予口服抗甲状腺药物治疗,大部分患者的甲亢可以控制并逐渐治愈,因为手术后甲状腺的总体积减小,多数患者复发后呈现轻度甲亢,较少出现重症甲亢,在应用药物治疗后即可控制病情。部分患者的病情重,应用口服药物甲亢难以控制,或出现甲状腺结节(经诊断无癌变征象),如无禁忌证,需应用放射性$^{131}$I治疗,尽量争取既控制甲亢、又不引起甲减的效果。

4.应用口服抗甲状腺药物甲亢反复复发者

此类患者并不少见。多数因为长年不能坚持服药,时服时停,因患病时间过长缺乏对疾病的重视,导致甲亢多年不愈。对于这些患者,无严重突眼者、无放射性$^{131}$I治疗禁忌证者,应选择放射性$^{131}$I治疗,控制甲亢,防止多年甲亢所致的并发症发生,如甲亢性心脏病、严重突眼等。如甲状腺明显肿大有压迫症状者,可以先应用抗甲状腺药物治疗,然后行手术治疗。

# 第二节　急性甲状腺炎

急性甲状腺炎是甲状腺发生的急性化脓性感染,它是由细菌或真菌感染所致,细菌或真菌经血液循环、淋巴道或邻近化脓病变蔓延侵犯甲状腺引起急性化脓性炎症,使甲状腺组织发生变性、渗出、坏死、增生等炎症病理改变而导致的一系列临床病征。由于甲状腺血运极为丰富,淋巴回流良好,有完整的包膜,且甲状腺组织内碘浓度高,故其抗感染力强,因而受感染形成甲状腺炎的概率不高。

## 一、病因

常见的病原菌为金黄葡萄球菌、溶血性链球菌、肺炎链球菌、革兰阴性菌等。细菌可经血道、淋巴道、邻近组织器官感染蔓延或穿刺操作进入甲状腺。大部分病例继发于上呼吸道、口腔或颈部软组织化脓性感染的直接扩散,如急性咽炎、化脓性扁桃体炎等。少部分病例继发于败血症或颈部开放性创伤。营养不良的婴儿、糖尿病患者、身体虚弱的老人或免疫缺陷的患者易发。梨状窝瘘是引起儿童急性甲状腺炎的主要原因。Walfish 等报道 1 例癌性食管-甲状腺瘘并甲状腺需氧菌和厌氧菌混合感染的甲状腺炎。病毒感染非常罕见，但已有数例艾滋病（AIDS）患者患甲状腺巨细胞病毒感染的报道。

### 二、病理

#### (一)肉眼所见

甲状腺呈弥漫性或局限性肿大，如发病前甲状腺正常，多呈弥漫型；如原有甲状腺腺瘤或结节，则多为局限型。炎症可累及单侧甲状腺或双侧甲状腺，有的仅限于峡部。炎症的后期可表现局部脓肿。

#### (二)镜检

典型的急性甲状腺炎的组织学变化是在甲状腺内有大量中性粒细胞浸润及组织坏死，呈急性化脓性炎或非化脓性炎改变，化脓性炎常见微脓肿形成，甲状腺滤泡破坏，血管扩张充血，有时可见细菌菌落。

### 三、临床表现

急性甲状腺炎多见于中年女性。发病前1～2周多有咽痛、鼻塞、头痛、全身酸痛等上呼吸道感染史。

#### (一)症状

突然发病，患者出现寒战高热、出汗及全身不适，甲状腺部位出现疼痛，疼痛可波及耳后、枕部，颈部后伸、吞咽时甲状腺疼痛加剧，疼痛可向两颊、两耳或枕部放射，若化脓则出现胀痛、跳痛。严重者可有声嘶、气促、吞咽困难等，并有邻近器官或组织感染的征象。

#### (二)体征

体温可在38～39 ℃或以上，急性病容，甲状腺肿大并出现局部肿块，局部皮肤发红、发热，甲状腺区有明显触痛，呈现红、肿、热、痛的典型的炎症表现。成脓后局部可出现波动感。少数病例可发生搏动性肿物。患者可有心动过速等。

#### (三)急性甲状腺炎的并发症

急性甲状腺炎的并发症较为罕见。

1.甲减

腺体组织的坏死和脓肿形成可引起甲状腺功能减退。主要因感染导致腺体的破坏，临床可出现暂时性甲状腺功能减退。

2.脓肿压迫症

甲状腺脓肿压迫神经和气管，可出现声带麻痹、气管阻塞、局部交感神经功能紊乱等表现。

**3.感染局部蔓延**

甲状腺脓肿破裂向周围组织和器官(如前纵隔、气管及食管)穿破及扩散,可导致颈内静脉血栓形成和气管穿孔等。

**4.感染全身扩散**

感染经血路全身扩散,患者可并发肺炎、纵隔炎、心包炎、脓毒血症等。若延误治疗常可导致死亡。

**5.急性甲状腺炎复发**

在复发性急性甲状腺炎中,80%是因为持续存在梨状窦-甲状腺瘘,其中的92%发生在甲状腺左叶,6%发生在右叶,2%为双侧甲状腺发生。

## 四、相关辅助检查

### (一)实验室检查

**1.血常规**

外周血白细胞计数和中性粒细胞计数升高。

**2.血沉及C反应蛋白**

红细胞沉降率加快,C反应蛋白计数增高。

**3.甲状腺的功能检查**

细菌感染的急性甲状腺炎患者,其甲状腺的功能大都正常;但在真菌感染的病例中,甲状腺功能大多偏低,而分枝杆菌感染的甲状腺激素水平常偏高。

**4.细菌学检查**

甲状腺局部穿刺抽吸脓液进行细菌培养、革兰染色有助于确定感染细菌;做药物敏感试验有助于抗菌药物的选择。

### (二)甲状腺扫描

90%以上的细菌感染患者和78%的分枝杆菌感染的患者,可发现凉结节或冷结节。有甲状腺包块的部位呈放射性分布缺损。

### (三)甲状腺B超检查

B超检查可发现甲状腺单叶肿胀或脓肿形成。

### (四)影像学检查

**1.X线检查**

X线检查可了解气管偏移或受压情况,有时可发现甲状腺及甲状腺周围组织中由产气杆菌产生的游离气体。

**2.CT 或 MRI 检查**

CT 或 MRI 检查有助于纵隔脓肿的诊断。

### 五、治疗

对于急性甲状腺炎患者,由于有感染、高热、甲状腺局部的红肿热痛,治疗以控制感染为主,并给予甲状腺局部对症处理,补足液体和能量。

**(一)抗菌药物应用**

在甲状腺局部穿刺脓液细菌培养及药敏试验未出结果前,宜选用广谱抗生素。通常针对链球菌和金黄色葡萄球菌感染选用抗生素。病情轻者可采用口服耐青霉素酶的抗生素,如氯唑西林、双氯西林或联合青霉素及 β-内酰胺酶抑制剂。但是大多数患者有高热及甲状腺局部的红肿热痛,症状较重,应采用静脉给药。常用青霉素类、第二代头孢菌素类;对青霉素过敏者,可选用大环内酯类药物或氯霉素,有效抗生素的使用至少持续 14 天。如果伴有血行感染,有败血症、脓毒血症时,宜联合两种抗菌药物应用,如针对革兰阳性菌和革兰阴性菌的抗生素(如红霉素或阿奇霉素)与第三代头孢菌素联用。对于病情重者,要结合细菌培养和药敏结果选择抗菌药物,及时、有效地控制感染,防止炎症进一步发展和脓肿形成,防止病情恶化。

**(二)局部处理**

早期宜用冷敷,晚期宜用热敷。有脓肿形成时应早期行切开引流;或行 B 型超声或 CT 检查,可发现局部脓肿,或发现游离气体时,需切开引流,以免脓肿破入气管、食管、纵隔内。如有广泛组织坏死、或持续不愈的感染时,应行甲状腺切除手术,清除坏死组织,敞开伤口。

**(三)营养支持疗法**

对于感染性疾病有高热者,应补足液体量,输入葡萄糖盐水等液体。由于甲状腺部位的疼痛,可能影响患者的进食。根据患者每天的所需热量,如果通过进食不能达到的,可以经静脉补充能量。

**(四)甲状腺激素替代治疗**

在严重、广泛的急性甲状腺炎,或组织坏死导致暂时性或长期性甲减时,应行甲状腺激素替代治疗。如 $L-T_4$ 每天 $25 \sim 50\ \mu g$ 口服,根据甲状腺功能调整用量。

## 六、预后

本病的预后良好,可以自然缓解。一些患者在病情缓解后,数月内还可能再次或多次复发,反复发作虽不常见,而在临床上可能遇到,但最终甲状腺功能会正常。然而,甲状腺局部不适可持续存在几个月。通常,在病后数周或数月以后,大多数患者的甲状腺功能指标均恢复正常,而滤泡贮碘功能的恢复却很慢,可以长至临床完全缓解以后的 1 年以上。永久性甲状腺功能减低的发生率不到10%,极少数病例可发展为慢性淋巴细胞性甲状腺炎或毒性弥漫性甲状腺肿。

# 第三节　慢性淋巴细胞性甲状腺炎

慢性淋巴细胞性甲状腺炎又称自身免疫性甲状腺炎,为自身免疫性疾病。包括两种类型:①甲状腺肿型,即桥本甲状腺炎;②甲状腺萎缩型,即萎缩性甲状腺炎。两者有相同的甲状腺自身抗体和变化的甲状腺功能,而部分萎缩性甲状腺炎伴有阻滞性的 TSH 受体抗体,后者可能为前者的终末期。桥本甲状腺炎多见于 30~50 岁女性,起病隐匿,发展缓慢病程较长,主要表现为甲状腺肿大,多数为弥漫性,少数可为局限性,部分以颜面、四肢肿胀感起病。

## 一、病因与发病机制

本病为遗传因素和多种内外环境因素影响的自身免疫性甲状腺病。其病因和发病机制没有完全清楚,目前认为与下列因素有关。

### (一)遗传因素

本病的发生与自身免疫的发病机制密切相关。本病有家族聚集现象,约10%的患者有家族史,且女性多发。国外在 HLA 遗传因子研究中发现,欧美白人与 HLA-DR3 和 HLA-DR5 有关;中国人 HLA 与桥本甲状腺炎关联的研究发现 HLA-DR9 与 HLA-BW64 抗原频率都显著高于正常;而日本人则是HLA-BW53出现频率较高。临床上常见到桥本甲状腺炎的多发家系,可见遗传因素在其发病中起了重要作用。

### (二)自身免疫反应

本病为自身免疫病的佐证包括在本病患者的血清中抗甲状腺抗体明显升

高,如甲状腺球蛋白抗体(TgAb)与甲状腺过氧化物酶抗体(TPOAb)常明显升高,部分患者血清甲状腺刺激阻断抗体值升高。

### (三)细胞免疫

细胞免疫的证据是甲状腺组织中有大量浆细胞和淋巴细胞浸润和淋巴滤泡形成。有母细胞形成,移动抑制因子和淋巴毒素的产生,本病患者的 T 淋巴细胞是有致敏活性的,相应的抗原主要是甲状腺细胞膜。

### (四)与其他自身免疫性病并存

有的患者同时伴随其他自身免疫疾病如恶性贫血、播散性红斑狼疮、类风湿性关节炎、干燥综合征、1 型糖尿病、慢性活动性肝炎等。

本病后期甲状腺功能明显低下时,临床上呈黏液性水肿。患者的抑制性 T 淋巴细胞遗传性缺陷导致甲状腺自身抗体产生。结合本病中尚有 K 细胞介导免疫,释放出包括淋巴毒素在内的可溶细胞,导致甲状腺细胞损害。

## 二、病理表现

甲状腺腺体大多呈弥漫性肿大,质地坚实,表面苍白,切面均匀呈分叶状,无坏死或钙化。初期甲状腺腺泡上皮呈炎症性破坏、基膜断裂,胞质呈现不同程度的伊红着色,表示细胞功能正常,并有甲状腺腺泡增生等变化,为本病的特征性病理。后期甲状腺明显萎缩,腺泡变小和数目减少,空腔中含极少胶样物质。残余的滤泡上皮细胞增大,胞质嗜酸性染色,称为 Askanazy 细胞,这些细胞代表损伤性上皮细胞的一种特征。最具特征的改变为间质各处有大量浆细胞和淋巴细胞浸润及淋巴滤泡形成,其中偶可找到异物巨细胞。此外尚有中等度的结缔组织增生。

## 三、临床表现

本病多见于中年女性,表现为甲状腺肿,起病缓慢,常在无意中发现,甲状腺体积为正常甲状腺的2~3倍,表面光滑,质地坚韧有弹性如橡皮样感,明显结节则少见,无压痛,与四周无粘连,可随吞咽运动活动。晚期少数可出现轻度局部压迫症状。萎缩性甲状腺炎患者的甲状腺缩小、萎缩,并可出现甲减。

本病发展缓慢,有时甲状腺肿在几年内似无明显变化。初期时甲状腺功能正常。病程中有时与甲亢并存,称为桥本甲状腺毒症,甲亢症状较轻,需正规抗甲状腺治疗,但是在治疗中易发生甲减。也可逐渐出现甲减,或甲状腺功能再正常;其过程类似于亚急性甲状腺炎,但不伴疼痛、发热等,故称此状态为无痛性甲状腺炎,产后发病则称为产后甲状腺炎。但当甲状腺破坏到一定程度,许多患者逐渐出现甲状腺功能减退,少数呈黏液性水肿。

本病有时可合并恶性贫血,此因患者体内存在胃壁细胞的自身抗体。桥本甲状腺炎和萎缩性甲状腺炎也可同时伴有其他自身免疫性疾病,可成为内分泌多腺体自身免疫综合征Ⅱ型的一个组成成分,即甲减、1型糖尿病、肾上腺皮质功能减退症。近年来还发现与本病相关的自身免疫性甲状腺炎相关性脑炎(桥本脑病)、甲状腺淀粉样变和淋巴细胞性间质性肺炎。

### 四、实验室及相关辅助检查

#### (一)甲状腺功能

检查结果取决于疾病阶段,少数患者在起病初期可有一过性甲状腺功能亢进表现时,血 $T_3$、$T_4$、$FT_3$、$FT_4$ 可增高。大部分患者早期甲状腺功能可完全正常。以后可有 $T_3$、$T_4$ 正常,但促甲状腺激素(TSH)升高,或促甲状腺激素释放激素(TRH)兴奋试验 TSH 呈高反应,此时甲状腺 $^{131}I$ 摄取率也可升高,但可被 $T_3$ 抑制试验所抑制,此点可与 Graves 病鉴别。本病后期出现甲减时,$FT_4$、$T_4$、$FT_3$、$T_3$ 降低,TSH 升高,甲状腺 $^{131}I$ 摄取率减低。

#### (二)甲状腺自身抗体测定

患者血中的抗甲状腺球蛋白抗体(TgAb)、甲状腺过氧化物酶抗体(TPOAb)滴度明显升高,两者均>50%(放射免疫双抗法)时有诊断意义,可持续数年或十余年。这两项抗体是诊断本病的唯一依据。有文献报道,本病 TgAb 阳性率为 80%,TPOAb 阳性率 97%。

#### (三)甲状腺超声检查

桥本甲状腺炎显示甲状腺肿,回声不均,可伴多发性低回声区域或甲状腺结节。萎缩性甲状腺炎则呈现甲状腺萎缩的特征。

#### (四)甲状腺核素扫描

显示甲状腺部位分布均匀或不均匀,可表现为冷结节。

#### (五)病理学检查

对于临床表现不典型,抗体滴度不高或阴性者,可做细针穿刺细胞学检查或组织活检以确诊。

### 五、诊断与鉴别诊断

#### (一)诊断

中年女性,甲状腺呈弥漫性肿大,质地坚韧有橡皮样感,不论甲状腺功能如何均应考虑本病。血清 TgAb、TPOAb 滴度明显升高(>50%),可基本确诊。如临床表现不典型者,需抗体滴度连续二次>60%,同时有甲亢表现者需抗体滴度>60%持续半年以上。本病甲状腺放射性核素显像有不规则浓集或稀疏区,少数表现为冷结节。甲状腺穿刺示有大量淋巴细胞浸润。

本病可伴有以下情况。

(1)桥本甲亢:患者有典型甲亢症状及阳性实验室检查结果,甲亢与桥本病可同时存在或先后发生,相互并存,相互转化。

(2)假性甲亢:少数患者可有甲亢的症状,但甲状腺功能检查无甲亢证据,甲状腺自身抗体阳性。

(3)突眼型:眼球突出,甲状腺功能可正常、亢进或减退。

(4)类亚急性甲状腺炎型:发病较急,甲状腺肿痛,伴发热,血沉加快,但摄 $^{131}$I 率正常或增高,甲状腺抗体滴度阳性。

(5)青少年型:占青少年甲状腺肿约 40%,甲状腺功能正常,抗体滴度较低。

(6)纤维化型:病程较长,可出现甲状腺广泛或部分纤维化,甲状腺萎缩,甲状腺功能减退。

(7)伴甲状腺腺瘤或癌:常为孤立性结节,抗体滴度较高。

(8)伴发其他自身免疫性疾病。

#### (二)鉴别诊断

慢性淋巴细胞性甲状腺炎需要与下列一些疾病相鉴别。

**1.Graves 病或突眼性甲状腺肿**

Graves 病或突眼性甲状腺肿是涉及多系统的自身免疫性疾病,其特点为弥漫性甲状腺肿伴甲亢、浸润性突眼及胫前黏液性水肿,多见于女性,也可有甲状腺抗体阳性,它与慢性淋巴细胞性甲状腺炎甲亢型类似,但 Graves 病主要由甲状腺刺激免疫球蛋白(thyroid-stimulating immunoglobulin,TSI)所引起,TSI 封闭抗体阻止甲状腺对增加的垂体 TSH 起反应,而慢性淋巴细胞性甲状腺炎除了足量的免疫细胞浸润甲状腺外,其甲状腺增生的主要刺激物是 TSH 本身,而没有 TSI 封闭抗体。本病与 Graves 病两者是密切相关的。

2.变形性慢性淋巴细胞性甲状腺炎

这可能是本病的另一种不同类型,如原发性萎缩性甲状腺炎、不对称性自身免疫性甲状腺炎、青少年型淋巴细胞性甲状腺炎、纤维化型甲状腺炎和产后桥本甲状腺炎,这些甲状腺炎多见于女性,组织学上见到腺体被淋巴细胞浸润,有不同程度的纤维化和萎缩,使甲状腺功能减退。产后甲状腺炎多发生在产后 3~5 个月,多数在几个月内好转。

3.其他自身免疫性疾病

在同一患者身上可以发生甲状腺炎、重症肌无力、原发性胆管硬化、红斑狼疮、"自身免疫性"肝病或干燥综合征。极少数慢性淋巴细胞性甲状腺炎可类同 De Quervain 甲状腺炎,表现有发热、颈部疼痛和甲状腺肿大,甲状腺抗体阳性,这可能是本病的亚急性发作。

## 六、治疗

目前无特殊治疗方法,原则上一般不宜手术治疗,临床确诊后,应视甲状腺大小及有无压迫症状及甲状腺功能而决定是否治疗。如甲状腺较小,又无明显压迫症状者,甲状腺功能正常者,可暂不治疗而随访观察;甲状腺肿大明显并伴有压迫症状时,采用 $L$-$T_4$ 制剂治疗可减轻甲状腺肿;如有甲减者,则需采用甲状腺素替代治疗。

### (一)甲状腺激素治疗

甲状腺肿大明显或伴有甲减时,可给予甲状腺素治疗,可用 $L$-$T_4$,一般从小剂量开始,$L$-$T_4$ 25~50 $\mu g/d$,根据病情逐渐增加剂量,一般剂量 50~100 $\mu g/d$,直至腺体开始缩小,TSH 水平降至正常。此后,因人而异逐渐调整剂量,根据甲状腺功能和 TSH 水平减少剂量至维持量,疗程一般 1~2 年。甲状腺肿大情况好转,甲状腺功能恢复正常后可停药。一般而言,甲状腺肿大越明显时,治疗效果越显著。部分患者停药后几年内,又有可能复发,可再次给予甲状腺素治疗。患者大多有发展为甲减趋势,因而应注意随访复查,发生甲减时,应予治疗。

### (二)桥本甲亢的治疗

桥本甲亢时应给予抗甲状腺药物治疗,可用甲巯咪唑或丙硫氧嘧啶治疗,但剂量应小于治疗 Graves 病时的剂量,而且服药时间不宜过长,如甲巯咪唑 10~20 mg/d 或丙硫氧嘧啶 100~200 mg/d。如为一过性甲亢,甲亢为症状性,可仅用 β 受体阻滞剂,如普萘洛尔或美托洛尔进行对症治疗。

### (三)类亚急性甲状腺炎的治疗

有些桥本甲状腺炎亚急性起病,甲状腺肿大并伴有疼痛时,如有血沉快、甲状腺激素水平偏高、甲状腺吸$^{131}$I率降低,有类似亚急性甲状腺炎的表现时,可用泼尼松15～30 mg/d治疗,待症状好转后逐渐减量,用药1～2个月。糖皮质激素可通过抑制自身免疫反应而提高$T_3$、$T_4$水平。但泼尼松疗效不持久,停药后常易复发,如复发疼痛可再次使用泼尼松。

多数患者经非手术治疗后,肿大的甲状腺可逐渐恢复正常,原来体检时触及的甲状腺结节可消失和缩小,质韧的甲状腺可能变软,但甲状腺抗体滴度却可能长期保持较高的水平。

### (四)手术治疗

慢性淋巴细胞性甲状腺炎确诊后,很少需要手术治疗。许多手术都是临床误诊为其他甲状腺疾病而进行的。有报道研究手术治疗的效果,发现手术组临床甲减和亚临床甲减发生率为93.6%,而非手术组的发生率为30.8%,表明手术加重了甲状腺组织破坏,促进了甲减发生,因此,应严格掌握手术指征。

1.手术指征

手术指征:①甲状腺弥漫性肿大,合并单发结节,且有压迫症状者;②单发结节为冷结节,可疑恶性变者;③颈部淋巴结肿大并有粘连,FNAC或组织活检证实为恶性病变者;④甲状腺明显肿大,病史长,药物治疗效果不佳,本人要求手术者;⑤甲状腺素治疗2～3个月无效,甲状腺缩小不明显并有压迫者。

2.术式选择

术中应常规行冷冻切片组织活检,如证实为本病,应只行甲状腺叶部分切除或峡部切除手术,主要目的是去除较大的单发结节,以解除压迫。应尽量保留可修复性的甲状腺组织。如经病理确诊合并了恶性肿瘤时,应按甲状腺癌的处理原则治疗,行全甲状腺切除或近全甲状腺切除。近年许多人主张慢性淋巴细胞性甲状腺炎合并甲状腺癌时,可行甲状腺次全切除术,即甲状腺癌患侧叶全切除,加对侧叶次全切除和峡部切除术。如发现并证实有颈部淋巴结转移时,可行改良式颈部淋巴结清扫术。如无颈部淋巴结转移,不必行预防性颈部淋巴结清扫术。由于慢性淋巴细胞性甲状腺炎的冷冻切片易发生误诊,如术中冷冻切片未发现恶性肿瘤,应结束手术等待石蜡切片结果。如石蜡切片报道为甲状腺癌,可二期再行范围更大的手术。术后应常规用甲状腺素继续治疗,防止甲减发生。

## 七、预后与预防

慢性淋巴细胞性甲状腺炎的大多数患者预后良好,本病有自然发展为甲状腺功能减退的趋势,其演变过程很缓慢。发生甲减以后,可用甲状腺制剂替代得到很好的矫正。有文献介绍,慢性淋巴细胞性甲状腺炎患者有发展为甲状腺癌的危险。这虽不常见,但在用 $L-T_4$ 治疗时,甲状腺仍在增大,要排除恶性病变。

# 第四节　单纯性甲状腺肿

单纯性甲状腺肿是指非炎症和非肿瘤原因所致的、不伴有临床甲状腺功能异常的甲状腺肿。单纯性甲状腺肿患病率约占人群的 5%,可由多种因素所致。常见的外源性因素包括机体缺碘、存在致甲状腺肿物质、某些药物所致;常见的内源性因素包括儿童先天性甲状腺激素合成障碍,以及甲状腺激素合成酶缺陷而引起的代偿性甲状腺增生肿大,一般无甲状腺功能异常。根据发病的流行情况分为 3 类。①地方性甲状腺肿:主要由缺碘所致,呈地方性分布。流行于离海较远,海拔较高的山区,是一种多见于世界各地的地方性多发病,我国西南、西北、华北等地均有分布。②散发性甲状腺肿:主要由先天性甲状腺激素合成障碍或致甲状腺肿物质所引起,散发于全国各地。③高碘性甲状腺肿:由长期摄入超过生理需求量的高碘水或高碘食物所引起。

单纯性甲状腺肿在任何年龄均可患病,但以青少年患病率高,女性多于男性,男女发病率之比为 1:(1.5~3)。

## 一、病因

### (一)缺碘

缺碘是地方性甲状腺肿最常见的原因。国内主要见于西南、西北、华北等地区。主要由于土壤、水源、食物中含碘很低,特别在生长发育、妊娠、哺乳时,不能满足机体对碘的需要,因而影响甲状腺激素的合成。有些地区由于摄入碘过多,也可引起甲状腺肿,可能由于碘过多可抑制甲状腺有机碘形成,因而甲状腺激素合成发生障碍。

### (二)致甲状腺肿物质

某些物质可阻碍甲状腺激素合成,从而引起甲状腺肿,称为致甲状腺肿物质。常见者有硫氰酸盐、保泰松、碳酸锂等。硫脲类药物用于治疗甲亢,如剂量过大,常可过分抑制甲状腺激素的合成而引起甲状腺肿大。长期服用含碘药物可阻碍甲状腺内碘的有机化,可引起甲状腺肿。木薯中含有氰基,在肠道内分解形成硫氰酸盐,抑制甲状腺摄碘。致甲状腺肿物质所引起的甲状腺肿常呈散发性,但也可呈地方性或加重地方性甲状腺肿。

### (三)高碘

在自然界含碘丰富的地区也有地方性甲状腺肿流行,主要是因为摄入碘过多,从而阻碍了甲状腺内碘的有机化过程抑制 $T_4$ 的合成,促使 TSH 分泌增加而产生甲状腺肿,称为高碘性地方性甲状腺肿。

### (四)先天性甲状腺激素合成障碍

甲状腺激素生物合成的过程包括下列各步骤:将碘运输入甲状腺,碘和甲状腺球蛋白中的酪氨酸相结合,碘化酪氨酸的耦联,甲状腺球蛋白水解释放出碘化酪氨酸及甲状腺激素,甲状腺内碘化酪氨酸的脱碘作用及其碘的再利用,甲状腺激素释入血循环。在上述进程的各个步骤中可因一些特殊的酶的缺陷而引起甲状腺激素合成的障碍,迄今已知至少有 5 种不同的激素生成缺陷,可导致 TSH 的分泌亢进,引起甲状腺肿。有些病例由于存在的缺陷是部分性的,故可通过组织的增生肥大而使甲状腺功能得到代偿,因此临床上只有甲状腺肿大而甲状腺功能仍正常;另一些病例虽然通过甲状腺增生肥大,仍不能产生足够的甲状腺激素以适应生理需要,就同时出现甲状腺肿和甲减。

#### 1.甲状腺摄取碘的缺陷

在这些患者,甲状腺难于从血浆中浓集碘,除甲状腺外,碘也不能运输入唾液及胃液。给正常人示踪剂量的放射性碘后 2 小时测定唾液碘浓度和血浆中碘浓度的比值为 10～100,而患者的比值为 1。这种缺陷病因不明,可能是碘进入甲状腺细胞所需能量不足,也可能是甲状腺细胞碘受体或载体异常。

#### 2.碘的有机化缺陷

在这些患者,碘能运输入甲状腺,但不能和酪氨酸结合入甲状腺球蛋白而形成有机复合物,是缺少过氧化物酶所致。放射性碘可迅速聚集在甲状腺内,但由于甲状腺内碘未能进行有机结合而是处于游离状态,所以在给过氯酸钾或硫氰酸盐后可使碘迅速地自甲状腺释出。当血浆中碘逐渐由尿中排出,甲状腺内的碘随即回入血浆。这些患者的碘摄取率在刚给放射性碘后是高的,而在 24 小时后却是低的。甲状腺内含碘量显著减少,没有含碘有机复合物形成,血清蛋白结合碘浓度低。在给予放射性碘追踪剂量后 2 小时,给予 1 g 过氯酸钾或硫氰酸盐能使患者甲状腺内存在的游离碘释入血浆,2 小时后若 20％以上的碘被释出,试验即为阳性。

3.碘化酪氨酸耦联缺陷

在此缺陷中,碘化酪氨酸不能缩合成具有激素活力的碘化甲腺原氨酸(主要为甲状腺素和三碘甲腺原氨酸)。甲状腺内有大量的碘化酪氨酸,但很少有碘化甲腺原氨酸,甲状腺球蛋白内有大量的一碘酪氨酸(MIT)及二碘酪氨酸(DIT),血浆中甲状腺激素含量低。此缺陷与耦联过程的酶缺乏或者甲状腺球蛋白结构异常,不利于碘化酪氨酸耦联有关。

4.碘化酪氨酸脱碘作用的缺陷

此缺陷在于碘一旦结合成一碘酪氨酸或二碘酪氨酸后,不能被再利用。正常甲状腺能对碘化酪氨酸进行脱碘作用,将碘再利用。脱碘作用的缺陷是由于缺乏脱卤素酶,因而一碘酪氨酸及二碘酪氨酸直接由甲状腺释入血循环,由尿液排出,造成内生性的碘损耗,临床出现甲状腺肿大及功能降低。对这些患者可予放射性碘后测定血浆及尿中放射标记的碘化酪氨酸而获得诊断。

5.异常碘化蛋白质的形成和释放

正常人血清酸化至很低 pH 时,正丁醇能提出它的全部碘(即甲状腺激素所含碘)。在有此缺陷患者的血清中,正丁醇仅能提出部分的血清碘,余下的为一种异常的有机复合物,它和甲状腺球蛋白不同,没有代谢作用,也不能抑制 TSH 的产生和释放,这种碘蛋白质主要含有一碘酪氨酸及二碘酪氨酸,而没有甲状腺素和三碘甲腺原氨酸。本病的基本缺陷尚未弄清,可能为甲状腺球蛋白分子结构的改变,也可能为甲状腺内蛋白分解酶的异常,使碘化而未成熟完备的甲状腺球蛋白释入血循环,也可能是正常甲状腺球蛋白产生不足,有时其他蛋白质进入甲状腺被碘化。

### (五)肾脏碘清除率增高

引起肾脏碘清除率增高的原因较多,常受内分泌激素和代谢因素的影响。青春发育期和妊娠期碘清除率均增高,造成碘的过量丧失,使机体处于相对缺碘状态,诱发单纯性甲状腺肿。碘清除率增高可表现为家族性,患者常伴有皮质功能亢进症状。Addison 病及腺垂体功能减退症使碘清除率降低,甲状腺激素 TSH 和雄激素对碘清除率影响较小。

### 二、发病机制

#### （一）甲状腺合成、分泌甲状腺激素减少

传统的观点认为，不同病因引起的甲状腺肿反映了共同的发病机制，即一个或几个因素造成甲状腺合成、分泌甲状腺激素减少，继而 TSH 分泌增多，高水平的 TSH 刺激甲状腺生长和甲状腺激素合成，最终甲状腺激素分泌速率恢复正常，患者代谢水平正常，但甲状腺肿大。当疾病严重时，包括 TSH 分泌增多的代偿性反应仍不能使分泌的甲状腺激素适应生理需要时，此时患者既有甲状腺肿又有甲减。因此，单纯性甲状腺肿与具有甲状腺肿的甲减仅是程度上的不同，在发病机制方面不能完全分开，单纯性甲状腺肿的特殊原因可能与甲减一起存在或分别存在。与上述观点不一致的是，临床发现大多数单纯性甲状腺肿患者的血清 TSH 水平并不增高。然而，给予抑制剂量的甲状腺激素后，甲状腺肿缩小。这一事实说明 TSH 对甲状腺肿的发生和维持确有作用。对这种矛盾现象的解释有三：①第一种可能的机制是如果存在某些因素使甲状腺对碘的利用发生障碍，即使 TSH 水平正常，甲状腺肿仍可在其刺激下逐渐发生。对此观点最有力支持的动物实验是，切除大鼠垂体，观察其甲状腺重量对标准剂量的外源 TSH 的反应。结果显示，凡实验前存在有碘耗竭的甲状腺，给予 TSH 后其甲状腺增生显著。②第二种可能性为血清 TSH 浓度仅有轻度增加，目前所使用的放射免疫测定方法难以检测出来。③第三种推测为检测患者血清 TSH 时，甲状腺肿已经形成，当初造成甲状腺肿的刺激——高浓度的 TSH 已不再存在，此时已降至正常的 TSH，即可维持甲状腺肿。

#### （二）甲状腺生长免疫球蛋白

近年对单纯性甲状腺肿中甲状腺增大的机制提出了一种新的观点，认为在一些患者中可能存在一种甲状腺生长免疫球蛋白（TGI），它具有 TSH 样的能刺激甲状腺生长的作用，但又不具有 TSH 或 TRAb 能促进甲状腺功能的作用，因此患者无甲状腺功能亢进。这种自身免疫机制所致的单纯性甲状腺肿患者及其亲属易患自身免疫疾病。另外，患者行甲状腺次全切除术后，甲状腺肿易复发。不过，对此观点支持的资料不多，尚需进一步研究证实。对单纯性甲状腺肿中多结节性甲状腺肿发生机制的认识，单纯性甲状腺肿早期为弥漫性甲状腺肿，以后变为多结节性甲状腺肿。多结节性甲状腺肿具有解剖结构和功能上的不均一性，且倾向于发生功能自主性区域。目前对多结节性甲状腺肿发生机制的认识主要有两种意见，一种观点认为长期的 TSH 刺激或高度刺激与复旧的反复循

环,造成了多结节性甲状腺肿的发生,同时也导致了某些增生区域的功能自主性。局部的出血、坏死、纤维化及钙化,更加重了结构和功能上的不均一性。另一种观点主要依据对多结节性甲状腺肿的放射自显影和临床研究的结果,认为在疾病开始时甲状腺内就已经存在解剖和功能上的不均一性的基础,后来由于受到长期刺激而变得更趋明显。由于多结节性甲状腺肿存在有自主性的高功能区域,因此当患者接受碘负荷时,易发生甲状腺毒症。为此,对单纯性多结节性甲状腺肿患者,应避免使用含碘药物;在必需使用含碘造影剂的放射学检查后,应密切观察,甚至有人提出应给予抗甲状腺药物(尤其是在缺碘地区),以防甲亢发生。

### 三、病理改变

早期由于甲状腺激素合成和分泌减少,使垂体促甲状腺激素分泌增多,刺激甲状腺滤泡上皮增生,甲状腺呈对称性肿大,表面光滑,重量在 $60\sim800$ g。切面可见结节、出血、纤维化或钙化。镜下滤泡上皮轻度或高度增生。病变进一步发展,滤泡发生复旧。此时上皮细胞变成矮立方形或扁平形。滤泡腔由于胶质蓄积而高度扩张,称为胶性甲状腺肿或单纯性甲状腺肿。由于长期反复增生与复旧,则形成结节性甲状腺肿。

肉眼及镜下可见直径几毫米至数厘米大小不等的结节形成,结节间是散在的正常甲状腺组织。结节表面有时可见明显的纤维组织包膜。结节结构极不一致,滤泡呈实心或含丰富的胶质,滤泡上皮矮立方形。部分上皮增生形成乳头状突起伸入滤泡腔内,间质结缔组织增生、透明性变及钙盐沉着,也可有淋巴细胞浸润,有时可见新鲜或陈旧性出血及坏死所引起的机化、胆固醇结晶沉着、巨噬细胞及异物巨细胞浸润等改变。

### 四、临床表现

单纯性甲状腺肿多见于女性,本病常发生于青春期和妊娠期内,根据国外资料,约 $1\%$ 的男孩和 $4\%$ 的女孩在 12 岁时有单纯性甲状腺肿。一般人群发病率约 $4\%$。还有些患者主诉其甲状腺肿见于情感应激时或月经期,但这尚未证实。

### (一)症状

单纯性甲状腺肿患者早期常无任何症状,偶然被家人或同事发现,或体格检查时发现甲状腺肿大。病程长者,随着病情的发展,甲状腺可逐渐增大,发展至重度肿大时可引起压迫症状。压迫气管可引起咳嗽与呼吸困难、咽下困难、声音嘶哑;压迫血管致血液回流障碍可出现面部青紫、水肿,颈部与胸部浅表静脉扩张。患者还可有头晕,甚至晕厥发生,但均较少见。

### (二)体征

甲状腺一般呈弥漫性的轻、中度肿大,质地软,早期无结节,几年后可有大小不等、质地不一的结节,大多数无血管杂音,少数可闻及血管杂音。有多年的单纯性甲状腺肿病史者,甲状腺肿大常不对称,表面不光滑,呈小叶状或结节状。结节为多发性,境界常不清楚。当甲状腺肿发展成较大时,可造成食管和/或气管的受压、移位。胸廓入口处狭窄可影响头、颈和上肢的静脉回流,造成静脉充血,当患者上臂举起时,这种阻塞表现加重(Pemberton 征)。

### (三)并发症

甲状腺内出血可造成伴有疼痛的急性甲状腺肿大,常可引起或加重阻塞、压迫症状。单纯性甲状腺肿多年后可以发生一个或几个结节的结节性甲状腺肿,并可导致甲状腺功能亢进或甲状腺功能减退。结节性甲状腺肿的另一并发症为癌变,如果甲状腺肿的一部分突然增大,质地坚硬,患者出现喉返神经受压所致的声音嘶哑,或在甲状腺旁出现淋巴结肿大,应注意除外甲状腺癌的可能。

## 五、实验室检查

### (一)甲状腺激素及抗体测定

甲状腺功能检查一般是正常的,部分患者 $TT_4$ 正常低值或轻度下降,但 $T_3/T_4$ 比值常增高,这可能是患者甲状腺球蛋白的碘化作用有缺陷所致。弥漫性甲状腺肿患者血清 TSH 和 TRH 兴奋试验正常,甲状腺素抑制试验阳性。病程较长的单纯性多结节性甲状腺肿患者,其功能自主性的倾向可表现为基础 TSH 水平降低或 TRH 兴奋试验时 TSH 反应减弱或缺乏。部分患者甲状腺素抑制试验可不受抑制。病程长者还可有甲状腺激素水平的降低。抗甲状腺球蛋白抗体和抗微粒体抗体阴性。大多数单纯性甲状腺肿患者的血清甲状腺球蛋白(Tg)水平增高,增高的程度与甲状腺肿的体积呈正相关。

### (二)甲状腺摄碘率

放射性碘摄取率一般正常,但部分患者由于轻度碘缺乏或甲状腺激素生物合成缺陷,甲状腺摄碘率增高,但高峰不提前,可被 $T_3$ 所抑制,但当甲状腺结节有自主性功能时,可不被其抑制。

### (三)甲状腺 B 超

B 超可示甲状腺弥漫性肿大,部分血流丰富;病程长者,可见有结节。

## (四)甲状腺扫描

甲状腺放射性核素显像可见甲状腺弥漫性肿大,放射性分布均匀,如为结节性甲状腺肿,放射性分布不均,可呈现有功能的或无功能的结节。

## 六、诊断

### (一)初步诊断

根据甲状腺肿大及实验室检查、影像学检查特点,基本可以确定诊断。

(1)在非地方性甲状腺肿地区,甲状腺肿大无明显症状者,首先应考虑散发性甲状腺肿。

(2)血清 $T_3$ 和 $T_4$ 水平正常,TSH 水平正常或稍低,TRH 兴奋试验 TSH 反应正常或减弱。为明确是否伴有功能亢进,还是由于缺乏甲状腺激素或缺碘引起,还可做甲状腺素抑制试验。TRAb、TPOAb 阴性。

(3)放射性碘摄取率一般正常,少数患者可呈现[131]I 摄取率增高,但高峰无前移。

(4)影像学检查显示甲状腺弥漫性肿大,结节性患者质地常不均匀。

### (二)病因诊断

在诊断了甲状腺肿后,还要根据病史、临床检查等特点,明确甲状腺肿的病因。

有长期服用抑制甲状腺激素合成的药物史者,考虑为药物性甲状腺肿。青春期、妊娠期、哺乳期、外伤及慢性消耗性疾病所致者,常有明显的生理、病理特征。对一些代谢缺陷引起的甲状腺肿,则需行进一步的实验室检查才能确诊为何种缺陷。如碘摄取缺陷时,做放射性碘摄取率检查,发现甲状腺不能浓集碘,唾液中也缺乏碘的浓集;过氧化物酶缺陷时,过氯酸钾释放试验为阳性,血中甲状腺激素水平降低;耦联缺陷时,层析测定甲状腺组织标本可发现甲状腺内大量碘化酪氨酸;碘化酪氨酸脱卤素酶缺陷时,在给患者示踪剂量的放射性碘后,用层析法可显示血浆及尿中碘化酪氨酸;正丁醇不溶性蛋白缺陷时,血清蛋白结合碘及正丁醇提取碘,或蛋白结合碘及血清甲状腺激素碘间差别超过 20%;碘和异常蛋白质结合时,可在给放射性碘后于血浆及尿中测得碘和异常蛋白结合的复合物。

## 七、鉴别诊断

### (一)慢性淋巴细胞性甲状腺炎

慢性淋巴细胞性甲状腺炎也称为桥本病,表现为甲状腺弥漫性肿大,但是质地较韧,查甲状腺过氧化物酶抗体和球蛋白抗体常明显增高,提示是一种自身免疫性的甲状腺炎。特别是儿童患者,当抗甲状腺球蛋白抗体和抗微粒体抗体阳性者,应考虑慢性淋巴细胞性甲状腺炎。

### (二)甲状腺癌

甲状腺癌时甲状腺肿大,质地韧或偏硬,表面不光滑,有结节,且结节活动度差,周围可有肿大的淋巴结。查 B 超可示多个不规则结节,甲状腺扫描显示冷结节,查血甲状腺球蛋白、降钙素可升高,甲状腺针吸活检有助于诊断。

### (三)亚急性甲状腺炎

亚急性甲状腺炎多在病毒、细菌感染后引发自身免疫反应。患者可有发热、咽痛,甲状腺肿大,质地韧或偏硬,压痛明显。查甲状腺功能可以升高,而甲状腺扫描示甲状腺区域显影差,摄碘率降低,这是诊断亚急性甲状腺炎的重要依据。亚急性甲状腺炎时血沉快,合并感染时血象可升高。

### (四)结节性甲状腺肿

结节性甲状腺肿病史多较长,甲状腺呈结节样肿大,可以发生 $T_3$ 型甲亢,也可以出现甲减。单纯性甲状腺肿随着病程延长,进展至多结节阶段时,自主性功能的病灶可出现,部分患者可从临床甲状腺功能正常逐渐发展为甲状腺功能亢进(毒性多结节性甲状腺肿)。

### (五)Graves 病

单纯性甲状腺肿的弥漫性肿大阶段类似于 Graves 病或桥本病的甲状腺特点。如果 Graves 病未处于活动的甲状腺毒症阶段和缺乏眼征表现,单纯性甲状腺肿很难与其区分开,后者 TRAb 多升高。

## 八、治疗

### (一)内科治疗

大多数单纯性甲状腺肿患者无明确病因可寻,但无论何因,其共同发病机制是甲状腺素合成减少,所以甲状腺激素是最为有效的药物治疗。治疗前必须检测 TSH 基础水平或 TRH 兴奋试验,只有无血清 TSH 浓度降低,或 TSH 对 TRH 反应良好时,才可以用甲状腺激素治疗。较年轻的单纯性弥漫性甲状腺肿患者的血清 TSH 水平多正常或稍增高,是使用甲状腺激素治疗的指征。常用 $L$-$T_4$ 治疗,根据病情选择用药剂量,如每天 $50 \sim 100 \ \mu g$,能取得较好效果,使甲状腺逐渐缩小。病程长的多结节性甲状腺肿患者,血清基础 TSH 浓度常 $<0.5 \ mU/L$,应做 TRH

兴奋试验,如 TSH 反应降低或无反应,表示甲状腺已有自主性功能,不宜用甲状腺激素治疗。

使用甲状腺激素替代治疗,所给予的剂量应不使 TSH 浓度降低至与甲状腺毒症者相似为宜,即稍小于 TSH 完全抑制的剂量($<0.1$ mU/L)。早期单纯性弥漫性甲状腺肿阶段的年轻患者,可每天用 $50\sim100$ $\mu$g 的 $L$-$T_4$ 治疗。对老年患者,每天 $50$ $\mu$g 的 $L$-$T_4$ 足以使 TSH 抑制到适宜的程度($0.2\sim0.5$ mU/L)。

对有明确病因者,应针对病因治疗。如对缺碘或使用致甲状腺肿物质者,应补充碘或停用致甲状腺肿物质,甲状腺肿自然消失。对单纯性甲状腺肿患者补碘应慎重,对无明确证据证实为碘缺乏者,补碘不但无效,而且还有可能引起甲状腺毒症。治疗结果极多样化。早期较小弥漫性增生的甲状腺肿反应良好,3~6 个月消退或者消失。晚期,较大的多结节性甲状腺肿,自主性生长的滤泡细胞比例较高,故药物治疗反应较差,仅约 1/3 的病例腺体体积明显缩小;而其他 2/3 病例中,抑制治疗可防止腺体进一步生长。结节间组织退化,比结节本身的退化更为常见。因此,在治疗期间结节可显现得似乎更为突出。甲状腺最大限度地恢复后,抑制药物可减少到最小剂量,长期维持或有时停止服用。甲状腺肿可保持缩小,也可以复发,难以预测。如复发,应重新开始并无限期地进行抑制性治疗。对甲状腺功能正常的多结节性甲状腺肿患者,至少应每年复查甲状腺功能,并做全面体检,根据需要行影像学检查。

### (二)放射性[131]I 治疗

对于血清 TSH 浓度降低的、甲状腺激素水平偏高的单纯性甲状腺肿可给予小剂量放射性[131]I 治疗。治疗前除测定甲状腺的[131]I 摄取率外,还应作甲状腺扫描,以估计甲状腺的功能情况,有放射性[131]I 治疗适应证者方可进行治疗。单纯性甲状腺肿一般不需快速治疗,因此可采取小剂量给予放射性碘。由于患者多为老年人,故应警惕放射性碘所引起的甲状腺激素急剧释放这一少见但可能发生的治疗并发症。如患者有冠心病等不能耐受一时性甲亢的疾病,可于放射性碘治疗前先给予抗甲状腺药物。

### (三)外科治疗

对单纯性甲状腺肿的外科治疗无生理学依据,一般而言,不应行外科手术治疗,因为甲状腺的部分切除将更进一步限制甲状腺对激素需要增多的适应能力。但若出现压迫阻塞症状,且给予甲状腺激素治疗无效时,应进行手术治疗。有些患者有肿瘤迹象时,应做相应检查,怀疑有恶变时有手术适应证。术后应给予甲状腺激素替代治疗。替代剂量为 $L$ -$T_4$ 约 1.8 $\mu g/kg$,以抑制再生性增生和进一步的致甲状腺肿作用。

### 九、单纯性甲状腺肿的预防

减少单纯性甲状腺肿发生的根本在于预防。多年来,我国为了降低缺碘地区甲状腺肿的发生率,提倡食用碘盐。通过补碘,使缺碘性甲状腺肿的发病率明显降低。少部分患者是由高碘引起的甲状腺肿,在明确病因后可得到较好的预防。如由缺碘引起者,尤其在青春期、妊娠期、哺乳期等生理性需碘量增加时应注意碘的补充,多吃一些海带、紫菜等含碘的食物,防止在这些时期发生甲状腺肿。服用的药物应避免对甲状腺摄碘的影响。

# 第三章　乳腺疾病

## 第一节　急性乳腺炎

急性乳腺炎是由细菌感染所致的乳腺的急性炎症,大多数发生在产后哺乳期的3~4周内,尤以初产妇多见。病原菌大多为金黄色葡萄球菌,少数是由链球菌引起。病菌一般从乳头破口或皲裂处侵入,也可直接侵入乳管,进而扩散至乳腺实质。一般来讲,急性乳腺炎病程较短,预后良好,但若治疗不当,也会使病程迁延,甚至可并发全身性化脓性感染。

### 一、病因和病理

#### (一)乳汁淤积

乳汁的淤积有利于入侵的细菌的繁殖。原因:乳头过小或内陷,妨碍哺乳,孕妇产前未能及时纠正乳头内陷;婴儿吸乳困难;乳汁过多,排空不完全,产妇未能将乳房内的乳汁及时排空;乳管不通或乳管本身炎症或肿瘤及外在的压迫;胸罩脱落的纤维也可以堵塞乳管引起乳腺炎。

#### (二)细菌入侵

急性乳腺炎的感染途径:致病菌直接侵入乳管,上行到腺小叶,腺小叶中央有乳汁潴留,使细菌容易在局部繁殖,继而扩散到乳腺的实质引起炎症反应;金黄色葡萄球菌感染常常引起乳腺的脓肿,感染可沿乳腺纤维间隔蔓延,形成多房性的脓肿;致病菌直接由乳头表面的破损、皲裂侵入,沿着淋巴管迅速蔓延到腺叶或小叶间的脂肪、纤维组织,引起蜂窝织炎。金黄色葡萄球菌常常引起深部的脓肿,链球菌感染往往引起弥漫性的蜂窝织炎。

## 二、临床表现

### (一)急性单纯性乳腺炎

发病初期阶段,常有乳头皲裂现象,哺乳时感觉乳头有刺痛,伴有乳汁淤积不畅或乳腺扪及有包块,继而乳房出现局部肿胀、触痛,患乳触及痛性肿块,界限不清,质地略硬,进一步发展则出现畏寒、发热、体温骤升、食欲缺乏、疲乏无力、感觉不适等全身症状。

### (二)急性化脓性乳腺炎

患乳的局部皮肤红、肿、热、痛,出现较明显的结节,触痛明显,同时患者可出现寒战、高热、头痛、无力、脉快等全身症状。此时在患侧腋窝下可出现肿大的淋巴结,有触痛,严重时可合并败血症。

### (三)脓肿形成

由于治疗措施不得力或病情进一步加重,局部组织发生坏死、液化,大小不等的感染灶相互融合形成脓肿。浅表的脓肿极易发现,而较深的脓肿波动感不明显,不易发现。脓肿的临床表现与脓肿位置的深浅有关。位置浅时,早期可有局部红肿、隆起,皮温高;深部脓肿早期局部表现常不明显,以局部疼痛和全身症状为主。脓肿形成后,浅部可扪及有波动感。脓肿可以是单房性或多房性,可以先后或同时形成;浅部脓肿破溃后自皮肤破溃口排出脓液,深部脓肿则可通过乳头排出,也可侵入乳腺后间隙中的疏松组织,形成乳腺后脓肿。如果乳腺炎患者的全身症状不明显、局部和全身性的治疗效果不明显时,可行疼痛部位穿刺,抽出脓液即可确诊。

## 三、辅助检查

血常规检查白细胞计数升高,中性粒细胞计数升高。影像学超声检查可探及乳腺包块,形成脓肿患者可探及有液性暗区。

## 四、诊断

急性乳腺炎多发生于初产妇的哺乳期,起病急,早期乳腺内出现一包块,有红、肿、热、痛,严重者可有畏寒、发热等全身中毒症状。病情如未得到及时的控制,数天后可在局部形成脓肿,有波动感,穿刺抽出脓液。

急性乳腺炎的包块注意与乳腺癌的肿块相鉴别。炎性乳腺癌患者乳房内可扪及肿块,皮肤红肿范围广,局部压痛及全身炎症反应轻,细胞学检查可鉴别。

## 五、治疗

### (一)早期

注意休息,暂停患侧乳房哺乳,清洁乳头、乳晕,促进乳汁排泄(用吸乳器或吸吮),凡需切开引流者应终止哺乳。局部热敷或用鱼石脂软膏外敷,应用头孢菌素或青霉素类广谱抗生素预防感染。

### (二)手术治疗

对已有脓肿形成者,应及时切开引流。对深部脓肿波动感不明显者,可先 B 超探查,针头穿刺定位后再行切开引流,手术切口可沿乳管方向做放射状切口,避免乳管损伤引起乳瘘,乳晕周围的脓肿可沿乳晕做弧形切开引流。如果有数个脓腔,则应分开脓腔的间隔,充分引流,必要时可做对口或几个切口引流。深部脓肿或乳腺后脓肿,可以在乳腺下皱襞处做弧形切开,在乳腺后隙与胸肌筋膜间分离,直达脓腔,可避免损伤乳管。

#### 1.手术适应证

乳头周围或乳腺周围的炎性肿块开始软化并出现波动感,且 B 超检查有深部脓肿或脓液穿破乳腺纤维囊进入乳房后蜂窝组织内者,需及时切开引流。

#### 2.术前准备

应用广谱抗生素治疗感染,局部热敷促进脓肿局限化。

#### 3.麻醉与体位

多采用局麻或硬膜外麻醉,患者取仰卧位或侧卧位,有利于彻底引流。局部麻醉镇痛效果差,适于浅表的脓肿引流。

#### 4.手术步骤

(1)乳头平面以上部位的脓肿多做弧形切口,也可做放射状切口。乳头平面以下的脓肿多做放射状切口,切口两端不超过脓肿的边界,否则可引起乳瘘。乳头或乳晕周围的脓肿多做沿乳晕的弧形切口。深部的脓肿可做乳房皱襞下的胸部切口,引流畅通,瘢痕少。

(2)针头穿刺,抽出脓液后在脓腔顶部切开,适当分离皮下组织,插入血管钳直达脓腔,放出脓液。

(3)从切口伸入手指分离脓腔间隔,使小间隔完全贯通,排出分离的坏死组织。

(4)等渗盐水或过氧化氢冲洗脓腔,凡士林纱布或橡皮片引流。若脓肿较大,切口较高,则应在重力最佳位置再做切口,便于对口引流或放置引流管引流。

(5)脓液做细菌培养,对慢性乳房脓肿反复发作者应切取脓腔壁做病理检查,排除其他病变。

5.术后处理

伤口覆盖消毒敷料后,应用宽胸带或乳罩将乳腺托起以减轻坠痛感,继续给予抗生素等抗感染治疗,控制感染至患者体温正常。术后第 2 天更换纱布敷料和引流物。若放置引流管可每天换药时用等渗温盐水冲洗脓腔。引流量逐渐减少,直到仅有少量分泌物时拔出引流物。术后可热敷或理疗促进炎症浸润块吸收。

6.注意

手术后伤口要及时换药,每 1～2 天更换 1 次敷料,保证有效引流,防止残留脓腔、经久不愈或切口闭合过早。创腔可用过氧化氢、生理盐水等冲洗,排出的脓液要送细菌培养,确定是何种细菌感染,指导临床用药。哺乳期应暂停吮吸哺乳,改用吸乳器时吸尽乳汁。如有漏乳或自愿断乳者,可口服乙菧酚 5 mg 每天 3 次,3～5 天即可。对感染严重伴全身中毒症状者,应积极控制感染,给予全身支持疗法。

## 六、乳腺炎的预防

要防止乳头破裂,乳头破裂既容易乳汁淤积,又有可能因伤口而发生细菌感染。怀孕 6 个月以后,每天用毛巾蘸水擦洗乳头。不要让小儿养成含乳头睡眠的习惯。哺乳后,用水洗净乳头,用细软的布衬在乳头衣服之间,避免擦伤。要积极治疗乳头破裂,防止出现并发症。轻度乳头破裂仍可哺乳,但在哺乳后局部涂敷 10％复方苯甲酸酊或 10％鱼肝油铋剂,下次哺乳前清洗。重度乳头破裂,哺乳时疼痛剧烈,可用乳头罩间接哺乳或用吸奶器吸出后,用奶瓶哺食小儿。对乳头上的痂皮,不要强行撕去,可用植物油涂抹,待其变软,慢慢撕掉。防止乳汁淤积,产后应尽早哺乳。哺乳前热敷乳房以促进乳汁通畅。如果产妇感到乳房胀痛更要及时热敷,热敷后用手按捏乳房,提拔乳头。婴儿吸吮能力不足或婴儿食量小而乳汁分泌多者,要用吸奶器吸尽乳汁。宜常做自我按摩。产妇要养成自我按摩乳房的习惯。方法:一手用热毛巾托住乳房,另一手放在乳房的上侧,以顺时针方向转向按摩。如果乳房感到胀痛,或者乳房上有肿块时,手法可以重一些。

# 第二节　肉芽肿性乳腺炎

肉芽肿性乳腺炎也叫特发性肉芽肿性乳腺炎,简称"肉芽肿",病理特征是以小叶为中心的肉芽肿性炎症,主要细胞成分是上皮样细胞、多核巨细胞、中性粒细胞等,微脓肿形成和非干酪样坏死,是多种肉芽肿性乳腺炎的一种。1972 年Kessler 首次提出,1986 年国内才有 8 例报道,至今历史不长,以往发病率不高,所以目前还有较多乳腺科医师对该病缺乏认识,经常误诊为乳腺增生症、乳腺癌、化脓性乳腺炎或浆细胞性乳腺炎,导致治疗延误。该病好发于生育年龄,尤以经产妇多见。

## 一、病因

肉芽肿性乳腺炎的确切病因尚不明确,多数学者认为是自身免疫性疾病,是对积存变质的乳汁发生的 Ⅳ 型迟发型超敏反应。但究竟是什么原因触发了这种自身免疫性炎症反应,尚不能确定,泌乳素可能是发病的触发器,并与哺乳障碍、饮食污染、避孕药或某些药物有关。Brown 等认为应用雌激素可诱发、加重本病的发生。

大体观察:肿块无包膜,边界不清,质较硬韧,切面灰白间杂淡棕黄色,弥漫分布粟粒至黄豆大小不等的暗红色结节,部分结节中心可见小脓腔。

## 二、临床表现

(1)多为年轻的经产妇,多在产后 6 年内发病,平均病程 4.5 个月,平均年龄33 岁,未婚育的患者多与药物或垂体泌乳素瘤有关。

(2)临床表现以乳腺肿块为主,肿块突然出现,常在一夜之间出现巨大肿块或全乳房肿块,或原有较小的肿块迅速增大,实发部位一般距乳晕较远,但很快波及乳晕。肿块呈明显的多形性,或为伪足样延伸,或通过乳晕向对应部位横向蔓延。

(3)多数伴有疼痛,甚至是剧痛,有人甚至是以疼痛为首发症状,数天至 1 个月后才发现肿块。

(4)病情进展呈间歇性和阶段性,可有数月的缓解期,最长可达 3 年。病情的自限和缓解,经常被误认为是疗效或治愈,以后在月经前、生气或劳累后突然发作。

(5)切开引流后黄脓不多,多流淌黄色水样或米汤样物、血性脓液或出血多于出脓,有别于急性化脓性乳腺炎。

本病主要表现为乳晕区以外的乳腺其他部位肿块,生长较快,可伴有疼痛,肿块多为单发、质地较硬、活动、边界清楚,有的表面皮肤红肿,少数可以破溃。

### 三、诊断

本病临床上易误诊为恶性肿瘤,要根据病史及乳房肿块有触痛等情况进行细胞学检查,有助于诊断,彩超和X线钼靶检查缺乏特异性,必要时行空心针或麦默通活检,可明确诊断。

### 四、鉴别诊断

#### (一)乳腺导管扩张症

乳腺导管扩张症病变在小叶内,无大量浆细胞浸润,不可见扩张的导管,乳头溢液不常见。

#### (二)乳腺结核病

乳腺结核病肿块为无干酪样坏死,抗酸染色找不到结核杆菌,病灶中部常见小脓肿。

#### (三)乳腺癌

肉芽肿性乳腺炎与乳腺癌极相似,但仔细检查,肉芽肿性乳腺炎之肿块触之不适,皮肤可有红肿,细胞学检查找不到癌细胞。

### 五、治疗

本病与乳腺癌难鉴别,易发生误诊,因此发现乳房结节均应手术切除送病理检查,明确诊断后可行区段切除。

# 第三节 浆细胞性乳腺炎

浆细胞性乳腺炎不是细菌感染所致,而是导管内的脂肪性物质堆积、外溢,引起导管周围的化学性刺激和免疫性反应,导致大量浆细胞浸润,故本病称浆细胞性乳腺炎。本病反复发作,破溃后形成瘘管,可以继发细菌感染,长久不愈,所以说是一种特殊的乳腺炎症。

## 一、病因及病理

浆细胞性乳腺炎其发生与乳头发育不良有关,像乳头内翻、乳头分裂等。内翻的乳头成为藏污纳垢的地方,常有粉刺样东西,有时还会有异味。乳头畸形也必然造成乳腺导管的扭曲、变形,导管容易堵塞。导管内容物为脂性物质,侵蚀管壁造成外溢,引起化学性炎症,大量淋巴细胞、浆细胞反应,形成小的炎性包块。

病灶多在乳晕附近,局部红肿、疼痛,一般不发热。过几天可以自行消退,当劳累、感冒等造成抵抗力低下时再次发作,但一次比一次重,肿块逐渐变大、红肿,容易误认为是小脓肿,或用抗生素治疗,导致最后切开引流形成瘘管,难以愈合。有时红肿也可自行破溃,长久不愈。发生于中老年妇女的浆细胞性乳腺炎,多是导管扩张、导管壁退行性改变所致。病灶还可多处发生,形成多个瘘管,甚至彼此相通,乳房千疮百孔,很像乳腺结核。肿块如果离乳头较远,与皮肤发生粘连,很容易误诊为乳腺癌。

## 二、临床表现

浆细胞性乳腺炎发病突然,发展快。患者感乳房局部疼痛不适,并可触及肿块。肿块位于乳晕下或向某一象限伸展。肿块质硬、韧,表面呈结节样,边界欠清,与胸壁无粘连。有的乳房皮肤有水肿,可呈橘皮样改变,一般无发热等全身症状。乳头常有粉渣样物泌出,有臭味。少数患者伴乳头溢液,为血性或水样液体,还可伴患侧腋下淋巴结肿大。晚期肿块发生软化,形成脓肿。脓肿破溃后流出混有粉渣样的脓汁,并形成瘘管,创口反复发作形成瘢痕,使乳头内陷。浆细胞性乳腺炎的临床表现多种多样,有的患者仅仅表现为长期乳头溢液,或仅仅表现为乳头内陷,少数患者表现为局部肿块,持续达数年之久。

## 三、诊断

本病多发生于 30～40 岁的非哺乳期妇女,早期可有一侧或两侧乳头浆液性排液,患者感乳房局部疼痛不适,在乳头或乳晕下扪及边界不清的小结节,肿块质硬、韧,表面呈结节样,与胸壁无粘连,病变局部可有红、肿、痛等症状,一般无发热等全身症状。也有的患者乳头常有粉渣样物泌出,有臭味。少数患者伴有血性溢液。乳晕周围或乳腺实质内的包块可与皮肤粘连,致乳头回缩、局部水肿及腋淋巴结肿大等征象,易误诊为乳腺癌。本病逐渐发展,肿块破溃,形成瘘管,经久不愈。

## 四、辅助检查

### (一)彩色 B 超检查

可探及乳晕区低回声肿块影,内部不均匀,无包膜,无恶性特征,导管呈囊状或串珠样扩张。

### (二)X 线钼靶检查

显示乳晕区密度不均匀团块,其间夹杂有条状或蜂窝状、囊状透亮影,可出现粗颗粒圆形钙化,但有别于乳癌集束沙粒样钙化。

### (三)CT 检查

炎症早期显示乳晕区皮肤增厚,主乳管区软组织阴影;后期病变周围有类圆形小结节且结节间有桥样连接,为浆细胞性乳腺炎的特有征象。

### (四)纤维乳管内视镜检查

可见各级乳管扩张,管腔内充满棉絮样、网织状沉积物或黄金样炎性结晶体,部分病例可见合并有乳管内乳头状瘤。该检查可用于发现早期乳癌。

### (五)细针穿刺细胞学、乳头溢液细胞学检查

可见坏死组织、炎性细胞、浆细胞、淋巴细胞、脓细胞等,但阳性率不高,缺乏特异性。

### (六)术中快速冰冻切片和术后石蜡切片病理学检查

术中快速冰冻切片和术后石蜡切片病理学检查是诊断该病的可靠依据。

## 五、鉴别诊断

本病需要与以下疾病鉴别。

### (一)乳腺增生症

乳腺增生是女性最常见的乳房疾病,其发病率占乳腺疾病的首位,其临床表现如下。

#### 1.乳房疼痛

乳房疼痛常为胀痛或刺痛,可累及一侧或两侧乳房,以一侧偏重多见。疼痛严重者不可触碰,甚至影响日常生活及工作。疼痛可向同侧腋窝或肩背部放射,常于月经前数天出现或加重,行经后疼痛明显减轻或消失;疼痛亦可随情绪变化、劳累、天气变化而波动。这种与月经周期及情绪变化有关的疼痛是乳腺增生

病临床表现的主要特点。

**2.乳房肿块**

肿块可发于单侧或双侧乳房内,单个或多个,一般好发于乳房外上象限。表现为大小不一的片状、结节状、条索状等,其中以片状为多见。边界不明显,质地中等或稍硬,与周围组织无粘连,常有触痛。大部分乳房肿块也有随月经周期而变化的特点,月经前肿块增大变硬,月经来潮后肿块缩小变软。

**3.乳头溢液**

少数患者可出现乳头溢液,为自发溢液,多为淡黄色或淡乳白色,也有少数患者经挤压乳头可见溢出溢液。如果出现血性或咖啡色溢液需要谨慎。

乳腺B超及X线钼靶检查对鉴别诊断有一定的帮助。穿刺活检或局部切取活检可确诊。

**(二)乳腺纤维腺瘤**

乳腺纤维腺瘤是乳腺疾病中最常见的良性肿瘤,可发生于青春期后的任何年龄,多为 20～30 岁。乳房肿块是本病的唯一症状,多为患者无意间摸到或体检才检查出来,一般不伴有疼痛感,亦不随月经周期而发生变化。好发于乳房的外上象限,腺瘤常为单发,亦有多发者,呈圆形或卵圆形,直径以 1～3 cm 者较为多见,偶可见巨大者。表面光滑,质地坚韧,边界清楚,与皮肤和周围组织无粘连,活动度大。腋下淋巴结无肿大。B超及钼靶检查可发现边界清楚的包块,不伴有浸润现象,切除活检可确诊。

**(三)乳腺癌**

乳腺癌是女性排名第一的常见恶性肿瘤。乳房肿块是乳腺癌最常见的表现,其次是乳头溢液。乳头溢液多为良性改变,但对50岁以上有单侧乳头溢液者应警惕发生乳癌的可能性。乳头凹陷、瘙痒、脱屑、糜烂、溃疡、结痂等湿疹样改变常为乳腺湿疹样癌(Paget 病)的临床表现。肿瘤侵犯皮肤的 Cooper 韧带,可形成酒窝征。肿瘤细胞堵塞皮下毛细淋巴管,造成皮肤水肿,而毛囊处凹陷形成橘皮征。当皮肤广泛受侵时,可在表皮形成多数坚硬小结节或小条索,甚至融合成片,如病变延伸至背部和对侧胸壁可限制呼吸,形成铠甲状癌。炎性乳腺癌会出现乳房明显增大,皮肤充血红肿、局部皮温增高。另外,晚期乳腺癌会出现皮肤破溃,形成癌性溃疡。本病还可有腋窝淋巴结肿大:同侧腋窝淋巴结可肿大,晚期乳腺癌可向对侧腋窝淋巴结转移引起肿大;另外,有些情况下还可触到同侧和/或对侧锁骨上肿大淋巴结。X线钼靶检查:乳腺癌在 X 线片中病灶表现形式常见有较规则或类圆形肿块、不规则或模糊肿块、毛刺肿块、透亮环肿块四类。乳腺钼靶对于细小的钙化敏感度较高,能够早期发现一些特征性钙化(如簇状沙粒样钙化等)。乳腺B超检查:B超扫描能够鉴别乳腺的囊性与实性病变。乳腺癌B超扫描多表现为形态不规则、内部回声不均匀的低回声肿块,彩色超声检查可显示肿块内部及周边的血流信号。B超扫描可发现腋窝淋巴结肿大。动态增强核磁共振检查:核磁检查是软组织分辨率最高的影像检查手段,较X线和B超检查有很多优势,可以旋转或进行任意平面的切割,可以清晰显示微小肿瘤。肿瘤微血管分布数据可以提供更多肿瘤功能参数和治疗反应。

## 六、治疗

### (一)非手术治疗

**1.适应证**

(1)年龄 30 岁以下或 55 岁以上者。

(2)红肿、疼痛明显的急性阶段患者。

(3)肿块不明显、病程短于 3 周者。

(4)暂不愿意接受手术治疗者。

**2.非手术治疗方法**

(1)抗感染治疗:因为本病不是细菌引起的,所以不必用抗生素,但患者有红肿、疼痛等炎症反应时,可予以有效抗生素如头孢菌素类广谱抗生素静脉滴注,每天 2 次。

(2)局部理疗:用红外线乳腺治疗仪局部治疗,每天 2 次,每次 30 分钟。

(3)乳管冲洗:对于能找到乳管开口者(有条件者可在纤维乳管内视镜引导下),用地塞米松、α-糜蛋白酶、庆大霉素、甲硝唑等做乳管冲洗,2 天 1 次。

(4)中药治疗:如用金黄散加生理盐水调至糊状敷在红肿部位上,每天更换 2 次。一般情况下,治疗2~3天即可见病情好转表现,炎症减轻,范围缩小,乳管疏通,肿块缩小,质地变软,可继续治疗直至痊愈。若治疗 7~10 天仍无明显好转,应采取手术治疗。对于肿块与肿瘤难于鉴别者,不宜采用局部理疗和按摩,以免发生肿瘤细胞扩散。

### (二)手术治疗

应根据具体情况选择相应的手术方式。

**1.乳腺小叶切除术**

乳腺小叶切除术是治疗本病的主要术式,适用于肿块较大或超出乳晕区以外及反复发作者,应切除病变所累及的整个乳腺小叶。手术开始前,可从病灶远端向乳头方向轻轻按压肿块,观察乳头有无溢液,沿溢液的乳管口向管腔内缓慢、低压注入少量亚甲蓝,使病变乳腺小叶着色,便于完整切除又不伤及邻近正常腺叶组织。近端乳管应从乳头根部切断,以避免复发和未发现乳管内微小肿瘤残留。此外,切面如有小导管少量点状牙膏样脂性溢液不影响疾病的治愈,乳头内陷者可加行乳头成形术。

2.病灶局部楔形切除术

对于肿块较小、仅位于乳晕区深部的年轻患者,可行病变乳管、肿块、连同周围部分乳腺组织楔形切除。

3.乳房单纯切除术

肿块较大,累及多个乳腺小叶,或与皮肤广泛粘连,已有乳房形态改变,年龄较大者,在征得患者的同意后,可行乳房单纯切除术。

4.脓肿切开引流术

对于已经形成乳房脓肿者,可先行脓肿切开引流,待炎症完全消退后再行病变小叶切除术。

5.慢性窦道及瘘管切除术

对于久治不愈的慢性窦道及瘘管,应行窦道、瘘管及病变组织全部切除。应当注意的是,除急性乳房脓肿切开引流术外,施行其他任何手术,都必须常规进行术中快速冷冻切片和术后石蜡切片病理检查,以明确诊断,避免漏诊和误诊。

发作间期,即伤口愈合期是最佳手术时机,手术成功的关键是翻转乳晕,彻底清除病灶,清洁所有创面。手术的技术关键是保持外形的完美,必须做乳头内翻的整形术。

(1)手术步骤:①术前病灶定位;②麻醉后消毒、铺巾;③乳房下皱褶处做弧形切口或沿乳房外侧缘做纵向弧形切口;④切开皮肤和皮下组织,找到病灶部位;⑤从皮下脂肪组织开始,锐性游离病灶;⑥组织钳提起病灶,切除病变的乳腺组织,连同周围 0.5～1.0 cm 的正常组织一并切除;⑦创口仔细止血,残腔内无活动性出血,用 0 号丝线将乳腺残面对合,注意缝闭创腔底部,不留无效腔,尽可能避免局部出现凹陷,缝合皮下脂肪层和皮下组织,应使切口满意对合,覆盖敷料,绷带适当加压包扎伤口;⑧术后 8～10 天拆线。

(2)术后处理:①为防止伤口渗血,局部纱布加压包扎 24～48 小时;②病变组织切除后常规送病理检查,排除恶性病变;③创面较大、术后遗留残腔较大时可放置橡皮片引流,并注意缝闭创腔底部。

# 第四章　胃、十二指肠疾病

## 第一节　胃食管反流病

上消化道有两种常见的反流性疾病，一为胃食管反流，一为十二指肠胃反流。两种反流同属消化道动力学障碍，在病理生理及临床上有同异。相似之处如两种反流均可在生理情况下发生；食管下端括约肌（lower esophageal sphincter，LES）和幽门均可因张力低下，手术或病理改变影响其解剖和功能，并改变了食管、胃及十二指肠的 pH 环境，构成病理性反流；一定浓度和数量反流物，及其滞留在上述器官达一定时间，均可导致反流性食管炎及胃炎，故反流性食管炎及碱性反流性胃炎的疼痛症状分别由用酸和碱的灌注所激发。

胃食管反流病（gastroesophageal reflux disease，GERD）是胃、十二指肠内容物反流入食管引起不适症状和/或食管黏膜病理改变的一类临床状态，为常见的消化道疾病。根据是否导致食管黏膜糜烂溃疡，分为反流性食管炎（reflux esophagitis，RE）及非糜烂性反流病（nonerosive reflux disease，NERD）。胃食管反流既为一种生理现象，又是病理表现。两者的区别在于病理性胃食管反流产生症状且有食管组织学改变，生理性食管反流则否。

胃食管反流病在全球总体人群的发病率达 20%，在我国发病率为 5%～10%，在西方国家发病率较高，在美国此病每年新发患者为 $6.4 \times 10^5$，约占全部食管疾病的 3/4。近年来，各地食管功能检查工作的普遍开展，胃食管反流病的发病率不断增加，该病发病率随年龄上升而增加，50 岁以上多见。胃食管反流病男女比例接近；但男性发展成反流性食管炎高于女性，比例为（2～3）∶1；男性更易发展成食管下端黏膜鳞状上皮化生柱状上皮（Barrett 食管），与女性的比例为 10∶1。

胃食管反流病大多数患者症状轻微，可以通过改变生活方式及药物治疗得到控制,而其中的 $10\%\sim30\%$ 会出现严重的食管炎等并发症而需要考虑外科治疗。

由于胃食管反流作为一种病理生理基础可累及多个领域和学科,例如,呼吸科、心血管科、儿科、口腔科、耳鼻喉科、加强病房的危重患者及需要接受手术治疗的腹/胸外科。因此,对胃食管反流病的研究逐渐成为国际上研究的热点,在国内业已引起密切关注。

**一、病因及病理生理**

食管抗反流功能的主要机制:①膈肌脚纤维(右脚为主)环绕下端食管收缩时的钳夹作用;②食管与胃底成锐角(His 角);③食管进入胃的入口处,其纵向皱襞形成的瓣膜作用;④腹腔内段食管受腹内压的挤压作用;⑤食管下端括约肌的作用,食管下端括约肌张力为最重要的食管抗反流因素,食管下端括约肌出现功能障碍时,则出现两种病理现象:贲门失弛缓症和胃食管反流。

胃食管反流病是由多种因素造成的以食管下端括约肌功能障碍为主的胃食管动力障碍性疾病,直接损伤因素是胃酸、胃蛋白酶及胆汁(非结合胆盐和胰酶)等反流物。

如胃食管连接部抗反流机制中的一种或数种发生障碍(抗反流屏障结构与功能异常、食管清除作用降低、食管黏膜屏障功能降低)即可发生胃食管反流。在酸性胃内容物反流食管时,患者感觉胃灼热。由于炎症使食管壁变僵硬,导致食管清除酸的时间延缓,使食管下端括约肌压力下降。如此恶性循环,其结果使更多的酸易于进入食管,引起消化性食管炎,使食管应激性增强,造成继发性痉挛,该过程就是刺激、痉挛、炎症,逐渐形成瘢痕、狭窄、出血、穿孔,假憩室,Barrett 食管,或许发生食管裂孔疝。

胃食管反流病患者食管以外可造成损害。过多反流,夜间刺激咽喉黏膜,引起气道吸入,发生哮喘、肺炎,婴儿及儿童则继发呼吸道感染,并发缺铁性贫血及发育障碍。

也应该指出,食管的反流液中有胆汁比无胆汁的食管炎症更为严重。Kranendonk 研究十二指肠液对鼠食管的作用,发现单独胃液不产生黏膜损害,单独胆汁或胰液能产生食管溃疡,若两者同时存在,损害更大。胃内胆盐的浓度对胃食管反流病和食管炎症状的发生很重要。

**二、临床表现**

临床上胃食管反流病表现多样,轻重不一。

**（一）胃灼热和反流是本病最常见的典型症状**

胃灼热是指胸骨后或剑突下烧灼感，反流是指胃内容物向咽部或口腔方向流动的感觉。胃灼热和反流常在餐后 1 小时出现，姿势性或反流性胃灼热，由于扭曲弯腰、咳嗽、妊娠、腹水、用力排便、穿紧身外衣和围腰、头低位、仰卧等姿势均可诱发或加重胃灼热。由于进食过量或摄入茶、酒、咖啡、果汁、阿司匹林等物质而诱发。部分患者胃灼热和反流症状可在夜间入睡时发生。

**（二）非典型症状**

胸痛、上腹痛、上腹部烧灼感、嗳气等为胃食管反流病的不典型症状。胸痛由反流物刺激食管引起，发生在胸骨后或心窝部，严重时可为剧烈刺痛，放射到后背、胸部、肩部甚至耳后，如同心绞痛或心肌炎，可伴有或不伴有胃灼热和反流。这种由胃食管反流病引起的非心源性胸痛占 80%。病程初期由于炎症造成食管局限性痉挛，可发生间歇性咽下困难和呕吐；少数患者吞咽困难是由食管狭窄引起，呈持续或进行性加重。

**（三）食管外症状**

食管外症状包括咳嗽、咽喉症状、哮喘和牙蚀症等，无论患儿或成人均可出现吸入性肺炎甚至窒息，即食管外综合征。2006 年蒙特利尔共识意见提出，尽管以上症状已确认与胃食管反流病存在关联，但这些症状的发生为多因素作用的结果，胃食管反流病并不一定是唯一的因素。另外，有 59% 的低通气睡眠呼吸暂停患者由明显的胃食管反流引起。

**（四）早产儿、婴幼儿发育障碍**

婴幼儿特别是早产儿的食管下端括约肌发育不成熟，极易发生胃食管反流，临床上常表现为厌食、拒奶、体重不增或消瘦明显、哭闹、呼吸暂停；稍大儿童主要表现为呕吐、甚至可出现反复的喷射性呕吐、生长发育迟缓、营养不良。

**（五）并发症**

1. 上消化道出血

浅表糜烂性食管炎常为少量持久性出血，伴有不同程度的缺铁性贫血。如发生边界性溃疡甚至穿孔或大出血。

2. 食管狭窄

长期反复胃食管反流可引起食管炎，食管黏膜充血、水肿、糜烂、溃疡，纤维组织增生，瘢痕形成，食管壁的顺应性降低，食管狭窄，痉挛引起吞咽困难。

### 3.Barrett 食管

反复的食管炎使食管下段鳞状上皮被化生的柱状上皮替代,称之为 Barrett 食管。其腺癌的发生率较正常人高 10~20 倍。

## 三、诊断

腹部外科医师必须加强对胃食管反流病的认识,胃食管反流病的常用诊断方法主要包括症状评估、内镜检查和食管 pH 检测等,但主要还是基于临床症状。典型症状为胃灼热及反流,典型症状者占 88%,有典型症状者,不管其是否存在食管炎症均可用抗酸药物试验治疗,如治疗有效,则可进一步证实本病诊断;对症状不典型或有典型症状而抗酸药物治疗无效者,应做胃镜检查、24 小时食管 pH 监测进行综合分析来做出诊断。

### (一)质子泵抑制剂(PPI)试验

PPI 试验作为胃食管反流病的诊断试验方法简便、有效,敏感度可达 78%,但特异度较低。具体方法为对于有胃灼热、反流症状且内镜检查阴性疑似胃食管反流病的患者,可给予标准剂量 PPI 口服 2 次/天,治疗 1~2 周,如症状减轻 50% 以上,则可判断为 PPI 试验阳性。

### (二)内镜

与欧美国家建议初诊患者先行 PPI 试验相比,我国共识意见对内镜检查的推荐更为积极。我国共识意见建议具有反流症状的患者在初诊时即行内镜检查。

上消化道内镜(又称食管胃十二指肠镜,EGD 镜)检查时常可发现胆汁带着泡沫自幽门反喷入胃内,将黏液池染黄;可因内镜刺激导致胃肠痉挛、恶心、呕吐,并非真正胃食管反流病,故有一定假阳性和假阴性。另则胃镜为有刺激检查,症状较轻的患者有时不能耐受,依从性差,影响检查的次数和观察的时间有限,其应用价值有一定局限性,但对食管黏膜已发生病理改变者,则可以判断反流性食管炎的严重程度和有无并发症,结合活检可与其他原因引起的食管炎和其他食管病变做鉴别。胃镜下反流性食管炎分级(Savary-Miller 4 期分级法)。Ⅰ期:贲门上方一处或多处非融合性的黏膜损害,红斑伴/或不伴有渗出或浅表糜烂。Ⅱ期:融合性糜烂,渗出病变,但未完全累及食管环形皱襞。Ⅲ期:融合性糜烂,渗出病变,已完全累及食管环形皱襞,导致食管壁炎性浸润,但未引起狭窄。Ⅳ期:慢性黏膜病变,如溃疡、壁纤维化、狭窄、短缩、瘢痕化、Barrett 食管。

食管黏膜活检诊断反流性食管炎的标准:①鳞状上皮基底细胞层增厚;②乳

突向上皮表面延长,超过正常厚度的 2/3;③固有膜内中性粒细胞浸润。

### (三)食管反流监测

食管反流监测是胃食管反流病的有效检查方法,是胃食管反流病诊断的客观依据,包括食管 pH 检测、食管阻抗-pH 监测和无线胶囊监测等方法。24 小时食管 pH 监测能记录白天和夜间及 24 小时食管内的 pH<4 的百分比、pH<4 的次数、持续 5 分钟以上的次数、最长持续时间等观察指标。这些参数能帮助确定在生理活动状态下有无过多的反流,并有助于阐明胸痛和酸反流的关系。未使用 PPI 的患者可选择单纯 pH 监测;若正在使用 PPI 治疗则需加阻抗监测以检测包括弱酸和弱碱反流在内的所有非酸反流,meta 分析提示服用 PPI 后行反流监测,弱酸反流是最常见的反流形式,为 PPI 疗效欠佳的重要原因。无线胶囊监测可使监测延长至 48 小时甚至 96 小时。

### (四)食管 X 线钡餐

传统的食管钡餐检查将胃食管影像学和动力学结合起来,可发现食管下段黏膜皱襞增粗、不光滑,可见龛影、狭窄,食管蠕动减弱;并可显示有无钡剂从胃反流至食管,因此对诊断有互补的作用,但其敏感性较低。2014 年中国胃食管反流病专家共识提出,如患者不存在吞咽困难等症状,不推荐行食管钡剂造影。

### (五)食管测压

食管测压可了解食管动力状态,用于术前评估,但不能作为胃食管反流病的诊断手段。由于食管下端括约肌压力低下,以及食管蠕动障碍等动力学异常并非胃食管反流病的特异性表现,因此食管测压诊断胃食管反流病的价值有限。但通过食管测压可对食管下端括约肌进行定位,有利于置放食管反流监测导管;而且在行抗反流手术前可排除其他食管动力障碍性疾病,如贲门失弛缓症、硬皮病引起的严重食管动力低下等。因此,食管测压在临床上有利于评估食管功能。

### (六)核素胃食管反流检查

用同位素标记液体,显示在平卧位及腹部加压时有过多的核素胃食管反流。如肺内显示核素增强时,表明有过多的反流,常是肺部病变的原因。由于操作烦琐,且有放射性污染,目前临床已很少使用。

## 四、治疗

目的在于控制症状、治愈食管炎、减少复发和防治并发症。

## (一)改变生活方式

改变生活方式是胃食管反流病治疗的一部分,可以减轻症状、防止复发、且无须花钱。体位方法包括餐后保持直立位,避免用力提物、弯腰低头;避免睡前小吃或饱餐,少进水,应用促动力药;睡觉时垫高上半身15~20 cm。防止食管下括约肌基础压力降低的措施,包括尽量减少饮食中脂肪、巧克力、酒精和咖啡的摄入以减少反流和加重胃灼热症状。吸烟增加胃食管反流和促使十二指肠胃反流,因此需戒烟。减少引起腹压增高的因素,肥胖者需减肥,有证明体重下降4.5~6.8 kg可明显减轻症状;不穿紧身衣服。避免服促进反流药物,如抗胆碱能药物、钙通道阻断剂及硝酸甘油等使食管收缩力减弱及引起胃排空延迟。

## (二)药物治疗

目的是减低胃内容物的酸度,减少胃食管反流,保护食管黏膜。常用药物有抗分泌剂、抗酸剂、促动力药、黏膜覆盖药,临床上常联合用药。

抗分泌剂包括PPI和$H_2$受体拮抗剂。多项meta分析显示,PPI对食管炎愈合率、愈合速度和反流症状的缓解率均优于$H_2$受体拮抗剂,是治疗胃食管反流病的首选药物,70%~80%的反流性食管炎患者和60%的非糜烂性反流病患者经8周PPI治疗后可获得完全缓解。2014年中国胃食管反流病专家共识建议,如单剂量PPI治疗无效可换用双倍剂量;如一种PPI治疗无效,可选用其他PPI进行治疗。研究显示,胃食管反流病治疗中最优胃酸抑制需要在24小时中使胃内pH>4的时间达到16小时,在疗程方面,共识意见认为PPI治疗胃食管反流病使用疗程至少8周。与治疗4周相比,治疗8周可将症状缓解率和食管炎愈合率提高10%以上。合并食管裂孔疝的胃食管反流病患者,以及Savary-Miller分级Ⅲ期、Ⅳ期的患者,PPI剂量应加倍。PPI包括埃索美拉唑、奥美拉唑、泮托拉唑、兰索拉唑等,$H_2$受体拮抗剂有西咪替丁、雷尼替丁、法莫替丁、尼沙替丁等。

促动力药包括多潘立酮(吗丁啉)、莫沙必利、依托比利等,这类药物可能通过改变食管下端括约肌压力、改善食管蠕动功能、促进胃排空,从而达到减少胃内容物向食管反流及减少其在食管的滞留时间。但此类药物疗效不确定,因此只适用于轻症患者或作为联合用药。

抗酸剂包括氢氧化铝、氧化镁、三硅酸镁、碳酸钙等。目前认为,长期服用含铝镁的抗酸剂应慎重,短期应用是安全的。

黏膜覆盖有硫糖铝、藻酸盐制剂、枸橼酸铋钾、蒙脱石散(思密达)等,起到一定的黏膜保护作用,可作为辅助用药。

### (三)维持治疗

胃食管反流病具有慢性复发倾向,为减少症状复发,防止食管炎复发引起的并发症,可给予维持治疗。

维持治疗方法主要包括以下几种。①持续维持:指当症状缓解后维持原剂量或半量PPI每天1次,长期使用。②间歇治疗:指PPI剂量保持不变,但延长用药周期,最常应用的是隔天疗法;在维持治疗中,若症状反复出现,应增至足量PPI维持。③按需治疗:指经初始治疗成功后停药观察,一旦出现胃灼热、反流症状,随即再用药至症状消失。2014年中国胃食管反流病专家共识指出,非糜烂性反流病和轻度食管炎(Savary-Miller分级Ⅰ期和Ⅱ期)患者可采用按需治疗和间歇治疗,PPI为首选药物,抗酸剂是可选药物;重度食管炎(Savary-Miller分级Ⅲ期、Ⅳ期)及Barrett食管患者通常需要PPI持续维持。但西方国家认为长期使用PPI有造成难辨梭状芽孢杆菌感染的可能,我国尚无此类研究证实。

### (四)手术治疗

大多数患者症状轻微,可以通过改变生活方式及药物治疗得到控制,其中的10%~30%会出现严重的食管炎及其并发症而需要接受手术治疗。治疗病例数目虽然明显低于保守治疗,然而手术治疗却是胃食管反流治疗方法中最重要的一部分。过去认为重度反流性食管炎、出血、狭窄及部分Barrett食管病例,均是外科治疗的适应证。《胃食管反流病诊治指南》指出"对PPI治疗有效但需长期服药的患者,抗反流手术是另一种治疗选择"。

外科手术方法不下数十种,但不外把食管末端的一部分缝合到胃上,以便在腹内压力升高时,经胃传导压力,使缝合部起一抗反流活瓣作用,另一作用是提高食管末端压力。抗反流手术的术式,基本上有三大类:全胃底折叠术、部分胃底折叠术和贲门固定术。

1956年Nissen报告了他设计的全胃底折叠术(360°胃底折叠术),以后屡经改进,1977年发表了最后一篇报道。"Nissen胃底折叠术"实际泛指传统和改良的Nissen手术许多术式。其目的明显减少了咽下困难和胃膨胀综合征(亦即气顶综合征,gas bloat syndrome,GBS)的发生。短松Nissen手术(short floppy Nissen)这种手术被认为是应用最广、疗效最佳的手术方式。

河北医科大学第四医院王其彰自20世纪80年代就开始研究胃食管反流病,根据胃食管结合部的解剖结构设计了贲门斜行套叠术,临床应用已上百例,全部病例术后反流症状消失,经食管 pH 监测未见食管异常反流,食管下括约肌压力亦显回升。此手术有效地建立了抗反流屏障,效果确实,易于掌握,有推广价值。

近年随着微创外科蓬勃发展,腹腔镜抗反流手术(食管裂孔疝修补和/或胃底折叠术)以其只需重建(不需切除且无须取标本)、图像放大、光照良好、可在狭小间隙内操作的突出优势而迅速成为胃食管反流病的首选手术方式。用腹腔镜治疗胃食管反流病首先由加拿大医师 Gegeal 于 1991 年开始,不久 Dallemagne 等于 1991 年在比利时开会报道 12 例治疗效果。腹腔镜下施行的手术以 Nissen 手术为主,此项技术以其创伤小、恢复快、近远期疗效与开放式 Nissen 手术相当等优点,因此,临床上愿意接受此项手术的患者数量急剧上升,在美国等国家,每年施行此项手术患者5万~7万例,已迅速成为治疗食管裂孔疝的首选术式。在欧美国家已成为除腹腔镜胆囊切除术以外的另一标准手术。国内也已开展了此项技术。微创技术的发展,使手术治疗更为安全、简便、有效。中国对于胃食管反流病诊治的专家共识演变过程是 2007 年多数倾向为手术治疗应综合考虑,由有经验的外科医师慎重决定;2009 年认为抗反流手术与药物治疗相当,但手术并发症和病死率与外科医师经验相关;2014 年趋于一致的意见是抗反流手术在缓解症状和愈合食管炎方面的疗效在一定程度上优于药物治疗,应得到更多的认可和推广。

### (五)内镜治疗

目前胃食管反流病内镜下治疗手段主要分为射频治疗、注射或植入技术和内镜腔内胃食管成形术。其中射频治疗和经口不切开胃底折叠术(transoral incisionless fundoplication,TIF)是近年研究的热点。

射频治疗技术是近几年才出现的治疗胃食管反流病的新方法。该技术具有操作简单、微创、安全、有效、不良反应少、恢复快等特点,易于被患者接受,为临床上药物疗效不理想的患者提供了新的微创治疗方法。术后 2 小时即可进流质,活动无限制,术后 2 天内可出院。关于射频治疗目前已有 4 项随机对照试验(RCT),随访 3~6 个月,结果显示手术组症状改善和生活质量评分均优于假手术组,但上述研究均缺乏长期随访的结果。此外,大部分患者术后虽然症状改善,但仍有反流症状,术后仍需使用PPI,而 pH 监测参数和食管炎愈合率等客观指标改善不明显。因此,射频治疗的长期有效性仍需进一步研究证实。

TIF 是近年新兴的内镜下抗反流手术,近期一项随机多中心交叉对照研究纳入了 63 例胃食管反流病患者,结果显示术后 6 个月手术组症状缓解率和食管炎愈合率均优于高剂量 PPI 组。但其长期疗效仍需进一步研究证实。

### (六)并发症的治疗

#### 1.食管狭窄

食管慢性溃疡性炎性反应改变可导致瘢痕形成和食管狭窄,临床上尤以食管下段多见。胃食管反流病相关食管狭窄的主要治疗方法为气囊扩张,但术后复发率较高,故合并食管狭窄的患者经扩张后需PPI维持治疗,以改善吞咽困难的症状和减少再次扩张的需要,对年轻患者亦可考虑抗反流手术。

#### 2.Barrett 食管

Barrett 食管是常见的胃食管反流病相关并发症,也是与食管腺癌发病密切相关的癌前病变之一,有 64% 的食管腺癌患者伴有 Barrett 食管,故应使用 PPI 及长程维持治疗,定期随访是目前预防 Barrett 食管癌变的唯一方法。早期识别不典型增生或早期食管癌应及时手术切除。

# 第二节　急性胃扩张

急性胃扩张是指短期内由于大量气体和液体积聚,胃和十二指肠上段的高度扩张而致的一种综合征。由 von Rokitansky 于 1982 年首次报道。其发病原因可能是胃运动功能失调或机械性梗阻,通常为某些内外科疾病或麻醉手术的严重并发症,国内报道多因暴饮暴食所致。任何年龄均可发病,但以 21～40 岁男性多见。

## 一、病因学

急性胃扩张通常发生于外科手术后,也可见于非手术疾病包括暴饮暴食、延髓型脊髓灰质炎、慢性消耗性疾病、伤寒、机械性梗阻及分娩等。常见的病因可以归纳为两大类。

### (一)胃及肠壁神经肌肉麻痹

引起胃及肠壁神经肌肉麻痹的主要原因:①创伤、麻醉和外科手术,尤其是腹腔、盆腔手术及迷走神经切断术,均可直接刺激躯体或内脏神经,引起胃的自主神经功能失调,胃壁的反射性抑制,造成胃平滑肌弛缓,进而形成扩张。麻醉时气管插管,术后给氧和胃管鼻饲,亦可使大量气体进入胃内,形成扩张。②中枢神经损伤。③腹腔及腹膜后的严重感染。④慢性肺源性心脏病、尿毒症、肝性脑病是毒血症及缺钾为主的电解质紊乱。⑤情绪紧张、精神抑郁、营养不良所致的自主神经功能紊乱,使胃的张力减低和排空延迟。⑥糖尿病神经病变、抗胆碱药物的应用均可影响胃的张力和胃排空。⑦暴饮暴食可导致胃壁肌肉突然受到过度牵拉而引起反射性麻痹,也可产生胃扩张。⑧各种外伤产生的应激状态,尤其是上腹部挫伤或严重复合伤,其发生与腹腔神经丛受强烈刺激有关。

### (二)机械性梗阻

正常解剖中腹主动脉与肠系膜上动脉之间成一锐角,十二指肠横部位于其中。此段十二指肠又由 Treitz 韧带将十二指肠空肠曲固定而不易活动。胃扭转,以及各种原因所致的十二指肠壅积症,十二指肠肿瘤、异物等均可引起胃潴留和急性胃扩张;幽门附近的病变,如脊柱畸形、环状胰腺、胰腺癌等偶可压迫胃的输出道引起急性胃扩张;躯体部上石膏套后 1~2 天引起的所谓"石膏套综合征",可引起脊柱伸展过度,十二指肠受肠系膜上动脉压迫引起急性胃扩张。

有人认为神经肌肉麻痹和机械性梗阻两者可能同时存在,而胃壁肌肉麻痹可能占主导作用。

除了吞气症外,其他疾病所致的急性胃扩张的发病机制均不明确。术后急性胃扩张的发病机制与麻醉性肠梗阻相似。糖尿病酮症酸中毒时,代谢及电解质紊乱可能参与急性胃扩张的发病。外源性中枢去神经支配及平滑肌变性在神经源性胃扩张中起重要作用。

急性胃扩张的发生、发展是一个连续性的过程。胃及十二指肠受到各种病因的刺激,其自主神经反射性抑制,平滑肌张力减低,运动减弱,排空延缓。胃内气体增加,胃内压升高。当胃扩张到一定程度时,胃壁肌肉张力减弱,使食管与贲门、胃与十二指肠交界处形成锐角,阻碍胃内容物的排出。膨大的胃可压迫十二指肠,并将肠系膜及小肠挤向盆腔,导致肠系膜及肠系膜上动脉受牵拉压迫十二指肠,造成幽门远端梗阻。胃液、胆汁、胰液及十二指肠液分泌增多并积存于胃及十二指肠却不被重吸收,加上吞咽及发酵产生的气体,胃、十二指肠进一步扩张。扩张进一步引起肠系膜被牵拉而刺激腹腔神经丛,加重胃肠麻痹,形成恶性循环。

### 二、病理解剖和病理生理学

病理解剖发现胃及十二指肠高度扩张,可以占据几乎整个腹腔。早期胃壁因过度扩展而变薄,黏膜变平,表面血管扩张、充血,胃壁黏膜层至浆膜层均可见出血，少数血管可见血栓形成。由于炎症和潴留胃液的刺激，胃壁逐渐水肿、变厚。后期胃高度扩张而处于麻痹状态，血液循环障碍，在早期胃黏膜炎症的基础上可发生胃壁全层充血、水肿、微血栓形成、坏死和穿孔。

病程中由于大量胃液、胆汁、胰液及十二指肠液积存于胃及十二指肠却不被重吸收，胃内液体可达6 000～7 000 mL；又可因大量呕吐、禁食和胃肠减压引流，引起不同程度的水和电解质紊乱。扩张的胃还可以机械地压迫门静脉，使血液淤滞于腹腔内脏，亦可压迫下腔静脉，使回心血量减少，最后可导致严重的周围循环衰竭。扩张的胃还可以使膈肌抬高，使呼吸受限而变得浅快，过度通气导致呼吸性碱中毒。

### 三、临床表现

大多数起病慢，手术后的急性胃扩张可发生于手术期或术后任何时间，迷走神经切断术者常于术后第2周开始进行流质饮食后发病。

主要临床症状有上腹部饱胀或不适，上腹部或脐周胀痛，可阵发性加重，但多不剧烈。由于上腹部膨胀，患者常有恶心、频繁呕吐甚至持续性呕吐，为溢出性，呕吐物初为胃液和食物，以后混有胆汁，并逐渐变为黑褐色或咖啡样液体，呕吐后腹胀、腹痛临床症状并不减轻。随着病情的加重，全身情况进行性恶化，严重时可出现脱水、碱中毒，并表现为烦躁不安、呼吸急促、手足抽搐、血压下降和休克。

突出的体征为上腹膨胀，呈不对称性，可见毫无蠕动的胃轮廓，局部有压痛，叩诊过度回响，胃鼓音区扩大，有振水声，肠鸣音多减弱或消失。膈肌高位，心脏可被推向上方。典型病例于脐右侧偏上出现局限性包块，外观隆起，触之光滑有弹性、轻压痛，其右下边界较清，此为极度扩张的胃窦，称"巨胃窦症"，乃是急性胃扩张特有的重要体征，可作为临床诊断的有力佐证。本病可因胃壁坏死发生急性胃穿孔和急性腹膜炎。

### 四、辅助检查

潜血试验常为强阳性，并含有胆汁。因周围循环障碍、肾脏缺血，可出现尿少、蛋白尿及管型尿，尿比重增高。可出现血液浓缩、血红蛋白、红细胞计数升高，白细胞总数常不高，但胃穿孔后白细胞总数及中性粒细胞比例可明显升高。血液生化分析可发现低血钾、低血钠、低血氯和二氧化碳结合力升高，严重者可有尿素氮升高。

立位腹部X线片可见左上腹巨大液平面和充满腹腔的特大胃影及左膈肌

抬高。腹部 B 超可见胃高度扩张,胃壁变薄,若胃内为大量潴留液,可测出其量的多少和在表的投影,若为大量气体,与肠胀气不易区分。

### 五、诊断与鉴别诊断

根据病史、体征,结合实验室检查和腹部 X 线征象及腹部 B 超,诊断一般不难。手术后发生的胃扩张常因临床症状不典型而与术后一般胃肠病临床症状相混淆造成误诊。如胃肠减压引流出大量液体(3~4 L)可协助诊断。本病需与以下疾病鉴别。

#### (一)高位机械性肠梗阻

本病常有急性发作性腹部绞痛,可出现高亢的肠鸣音,腹胀早期不显著,呕吐物为肠内容物,有臭味。除绞窄性肠梗阻外,周围循环衰竭一般出现较晚。腹部立位 X 线片可见多数扩大的呈梯形的液平面。

#### (二)弥漫型腹膜炎

本病常有原发病灶可寻,全身感染中毒临床症状较重,体温升高。腹部可普遍膨隆,胃肠减压后并不消失,有腹膜炎体征及移动性浊音。腹部诊断性穿刺往往可抽出脓性腹水。应注意与急性胃扩张并穿孔时鉴别。

#### (三)胃扭转

本病起病急,上腹膨胀呈球状,脐下平坦,下胸部及背部有牵扯感,呕吐频繁,呕吐物量少,并不含胆汁,胃管不能插入胃内。腹部立位 X 线平片可见胃显著扩大,其内出现一个或两个宽大的液平面,钡餐检查显示钡剂在食管下段受阻不能进入胃内,梗阻端呈尖削影。

#### (四)急性胃炎

胃扩张好发于饱餐之后,因有频繁呕吐及上腹痛而易与急性胃炎相混淆,但急性胃炎时腹胀并不显著,呕吐后腹部疼痛可缓解,急诊内镜可确诊。

#### (五)幽门梗阻

有消化性溃疡病史,多为渐进性,以恶心、呕吐和上腹痛临床症状为主,呕吐物为隔天或隔顿食物。体检可见胃型和自左向右的胃蠕动波,X 线检查可发现幽门梗阻。

#### (六)胃轻瘫

本病多由于胃动力缺乏所致,一般病史较长,反复发生,可有糖尿病、系统性红斑狼疮、系统性硬化症等病史。以呕吐为主要表现,呕吐物为数小时前的食物或宿食,伴上腹胀痛,性质以钝痛、绞痛、烧灼痛为主。上腹部膨隆或胃型,无蠕动波,表明胃张力缺乏。上消化道造影提示 4 小时胃内钡剂残留 50%,6 小时后仍见钡剂残留。

### 六、治疗

本病以预防为主。如上腹部手术后即采用胃肠减压,避免暴饮暴食,对于预防急性胃扩张很重要。

#### (一)内科治疗

暂时禁食,放置胃管持续胃肠减压,经常变换卧位姿势,以解除十二指肠横部的压迫,促进胃内容物的引流。纠正脱水、电解质紊乱和酸碱代谢平衡失调。低钾血症常因血液浓缩而被掩盖,应予注意。病情好转 24 小时后,可于胃管内注入少量液体,如无潴留,即可开始少量进食。

#### (二)外科治疗

以简单有效为原则,可采取的术式有胃壁切开术、胃壁内翻缝合术、胃部分切除术手术、十二指肠-空肠吻合术。以下情况发生为外科手术指征:①饱餐后极度胃扩张,胃内容物无法吸出;②内科治疗 8～12 小时后,临床症状改善不明显;③十二指肠机械性梗阻因素存在,无法解除;④合并有胃穿孔或大量胃出血;⑤胃功能长期不能恢复,静脉高营养不能长期维持者。

术后处理与其他胃部手术相同,进食不宜过早,逐渐增加食量。若经胃肠减压后胃功能仍长期不恢复而无法进食时,可作空肠造瘘术以维持营养。

### 七、预后

伴有休克、胃穿孔、胃大出血等严重并发症者,预后较差,病死率高达 60%。近代外科在腹部大手术后多放置胃管,并多变换体位。注意水、电解质及酸碱平衡,急性胃扩张发生率及病死率已大为降低。

## 第三节 胃、十二指肠溃疡急性穿孔

急性穿孔是胃、十二指肠溃疡的严重并发症,也是外科常见的急腹症之一。

起病急、病情重、变化快是其特点,常需紧急处理,若诊治不当,可危及患者生命。

## 一、流行病学调查

近30年来,胃、十二指肠溃疡的发生率下降,住院治疗的胃、十二指肠溃疡患者数量明显减少,特别是胃、十二指肠溃疡的选择性手术治疗数量尤为减少,但溃疡的急性并发症(穿孔、出血和梗阻)的发生率和需要手术率近20年并无明显改变。

溃疡穿孔每年的发病率为$(0.7 \sim 1)/10\ 000$;穿孔病住院患者占溃疡病住院患者的7%;穿孔多发生在30~60岁人群,占75%。在约2%的十二指肠溃疡患者中穿孔为首发症状。估计在诊断十二指肠溃疡后,在第1个10年中,每年约0.3%患者发生穿孔。十二指肠溃疡穿孔多位于前壁,"前壁溃疡穿孔,后壁溃疡出血"。胃溃疡急性穿孔大多发生在近幽门的胃前壁,偏小弯侧,胃溃疡的穿孔一般较十二指肠溃疡略大。

## 二、病因及发病机制

胃、十二指肠溃疡穿孔发生在慢性溃疡的基础上,患者有长期溃疡病史,但在少数情况下,急性溃疡也可以发生穿孔。下列因素可促进穿孔的发生。

(1)精神过度紧张或劳累,增加迷走神经兴奋程度,溃疡加重而穿孔。

(2)饮食过量,胃内压力增加,使溃疡穿孔。

(3)应用非甾体抗炎药(nonsteroidal anti-inflammtary durgs,NSAIDs)和十二指肠溃疡、胃溃疡的穿孔密切相关,现在研究显示,治疗患者时应用这类药物是主要的促进因素。

(4)免疫抑制,尤其在器官移植患者中应用激素治疗。

(5)其他因素包括患者年龄增加、慢性阻塞性肺疾病、创伤、大面积烧伤和多器官功能障碍。

## 三、病理生理

急性穿孔后,有强烈刺激性的胃酸、胆汁、胰液等消化液和食物溢入腹腔,引起化学性腹膜炎,导致剧烈的腹痛和大量腹腔渗出液,甚至可致血容量下降,低血容量性休克。6~8小时后,细菌开始繁殖,并逐渐转变为化脓性腹膜炎,病原菌以大肠埃希菌及链球菌多见。在强烈的化学刺激,细胞外液丢失的基础上,大量毒素被吸收,可导致感染中毒性休克的发生。胃、十二指肠后壁溃疡可穿透全层,并与周围组织包裹,形成慢性穿透性溃疡。

#### 四、临床表现

##### (一)症状

患者以往多有溃疡病症状或肯定溃疡病史，而且近期常有溃疡病活动的症状。可在饮食不当后或在清晨空腹时发作。典型的溃疡急性穿孔表现为骤发腹痛，十分剧烈，如刀割或烧灼样，为持续性，但也可有阵发加重。由于腹痛发作突然而猛烈，患者甚至有一时性昏厥感。疼痛初起部位多在上腹或心窝部，迅即延及全腹面，以上腹为重。由于腹后壁及膈肌腹膜受到刺激，有时可引起肩部或肩胛部牵涉性疼痛，可有恶心感及反射性呕吐，但一般不重。

##### (二)体征

患者仰卧拒动，急性痛苦病容，由于腹痛严重而致面色苍白、四肢凉、出冷汗、脉率快、呼吸浅。腹式呼吸因腹肌紧张而消失。在发病初期，血压仍正常，腹部有明显腹膜炎体征，全腹压痛明显，上腹更重，腹肌高度强直，即所谓板样强直。肠鸣音消失。如腹腔内有较多游离气体，则叩诊时肝浊音界不清楚或消失。随着腹腔内细菌感染的发展，患者的体温、脉搏、血压、血常规等周身感染中毒症状，以及肠麻痹、腹胀、腹水等腹膜炎症也越来越重。

溃疡穿孔后，临床表现的轻重与漏出至游离腹腔内的胃肠内容物的量有直接关系，亦与穿孔的大小，穿孔时胃内容物的多少(空腹或饱餐后)，以及孔洞是否很快被邻近器官或组织粘连堵塞等因素有关。穿孔小、漏出的胃肠内容物少或孔洞很快即被堵塞，则漏出的胃肠液可限于上腹，或顺小肠系膜根部及升结肠旁沟流至右下腹，腹痛程度可以较轻，腹膜刺激征也限于上腹及右侧腹部。

#### 五、辅助检查

如考虑为穿孔，应做必要的实验室检查，检查项目包括血常规、血清电解质和淀粉酶，穿孔时间较长的需检查肾功能、血清肌酐、肺功能并进行动脉血气分析、监测酸碱平衡。常见白细胞计数升高及核左移，但在免疫抑制和老年患者中有时没有。血清淀粉酶一般是正常的，但有时升高，通常小于正常的 3 倍。肝功能一般是正常的。除非就诊延迟，血清电解质和肾功能是正常的。

胸部 X 线片和立位及卧位腹部 X 线片是必需的。约 70% 的患者有腹腔游离气体，因此无游离气体的不能排除穿孔。当疑为穿孔但无气腹者，可做水溶性造影剂上消化道造影检查，确立诊断腹膜炎体征者，这种 X 线造影是不需要的。

诊断性腹腔穿刺在部分患者是有意义的，若抽出液中含有胆汁或食物残渣常提示有消化道穿孔。

### 六、诊断和鉴别诊断

#### (一)诊断标准

胃、十二指肠溃疡急性穿孔后表现为急剧上腹痛,并迅速扩展为全腹痛,伴有显著的腹膜刺激征,结合 X 线检查发现腹部膈下游离气体,诊断性腹腔穿刺抽出液含有胆汁或食物残渣等特点,正确诊断一般不困难。在既往无典型溃疡病者,位于十二指肠及幽门后壁的溃疡小穿孔,胃后壁溃疡向小网膜腔内穿孔,老年体弱反应性差者的溃疡穿孔及空腹时发生的小穿孔等情况下,症状、体征不太典型,较难诊断。另需注意的是,X 线检查未发现膈下游离气体并不能排除溃疡穿孔的可能,因约有 20% 患者穿孔后可以无气腹表现。

#### (二)鉴别诊断

1.急性胰腺炎

溃疡急性穿孔和急性胰腺炎都是上腹部突然受到强烈化学性刺激而引起的急腹症,因而在临床表现上有很多相似之处,在鉴别诊断上可能造成困难。急性胰腺炎的腹痛发作虽然也较突然,但多不如溃疡穿孔者急骤,腹痛开始时有由轻而重的过程,疼痛部位趋向于上腹偏左及背部,腹肌紧张程度也略轻。血清及腹腔渗液的淀粉酶含量在溃疡穿孔时可以有所增高,但其增高的数值尚不足以诊断。急性胰腺炎 X 线检查无膈下游离气体,B 超及 CT 提示胰腺肿胀。

2.胆石症、急性胆囊炎

胆绞痛发作以阵发性为主,压痛较局限于右上腹,而且压痛程度也较轻,腹肌紧张远不如溃疡穿孔者显著。腹膜炎体征多局限在右上腹,有时可触及肿大的胆囊,Murphy 征阳性,X 线检查无膈下游离气体,B 超提示有胆囊结石、胆囊炎,如血清胆红素有增高,则可明确诊断。

3.急性阑尾炎

溃疡穿孔后胃、十二指肠内容物可顺升结肠旁沟或小肠系膜根部流至右下腹,引起右下腹腹膜炎症状和体征,易被误诊为急性阑尾炎穿孔。仔细询问病史当能发现急性阑尾炎开始发病时的上腹痛一般不十分剧烈,阑尾穿孔时腹痛的加重也不以上腹为主,腹膜炎体征则右下腹较上腹明显。

4.胃癌穿孔

胃癌急性穿孔所引起的腹内病理变化与溃疡穿孔相同,因而症状和体征也相似,术前难以鉴别。老年患者,特别是无溃疡病既往史而近期内有胃部不适或消化不良及消瘦、体力差等症状者,当出现溃疡急性穿孔的症状和体征时,应考虑到胃肠穿孔的可能。

### 七、治疗

对胃、十二指肠溃疡急性穿孔的治疗原则首先是终止胃肠内容物继续漏入腹腔,使急性腹膜炎好转,以挽救患者的生命。经常述及的 3 个高危因素:①术前存在休克。②穿孔时间超过 24 小时。③伴随严重内科疾病。这 3 类患者病死率高,可达 5%～20%;而无上述高危因素者病死率<1%。故对此 3 类患者的处理更要积极、慎重。具体治疗方法有 3 种,即非手术治疗、手术修补穿孔及急症胃部分切除和迷走神经切断术,现在认为后者(胃部分切除术和迷走神经切断术)不是溃疡病的合理手术方式,已很少采用。术式选择主要依赖于患者的一般状况、术中所见、局部解剖和穿孔损伤的严重程度。

#### (一)非手术治疗

近年来,特别是在我国,对溃疡急性穿孔采用非手术治疗累积了丰富经验,大量临床实践经验表明,连续胃肠吸引减压可以防止胃肠内容物继续漏向腹腔,有利于穿孔自行闭合及急性腹膜炎好转,从而使患者免遭手术痛苦。其病死率与手术缝合穿孔者无显著差别。为了能够得到满意的吸引减压,鼻胃管在胃内的位置要恰当,应处于最低位。非手术疗法的缺点是不能去除已漏入腹腔内的污染物,因此只适用于腹腔污染较轻的患者。其适应证:①患者无明显中毒症状,急性腹膜炎体征较轻,或范围较局限,或已趋向好转,表明漏出的胃肠内容物较少,穿孔已趋于自行闭合。②穿孔是在空腹情况下发生的,估计漏至腹腔内的胃肠内容物有限。③溃疡病本身不是根治性治疗的适应证。④有较重的心肺等重要脏器并存病,致使麻醉及手术有较大风险。但在 70 岁以上、诊断不能肯定、应用类固醇激素和正在进行溃疡治疗的患者中,不能采取非手术治疗方法。

因为手术治疗的效果确切,非手术治疗的风险并不低(腹内感染、脓毒症等),一般认为非手术治疗要极慎重。在非手术治疗期间,需动态观察患者的全身情况和腹部体征,若病情无好转或有所加重,即需及时改用手术治疗。

#### (二)手术治疗

手术治疗包括单纯穿孔缝合术和确定性溃疡手术。

1.单纯穿孔缝合术

单纯穿孔缝合术是目前治疗溃疡病穿孔主要的手术方式。只要闭合穿孔不至引起胃出口梗阻,就应首先考虑。缝闭瘘口、中止胃肠内容物继续外漏后,彻底清除腹腔内的污染物及渗出液。术后须经过一时期内科治疗,溃疡可以愈合。缝合术的优点是操作简便、手术时间短、安全性高。一般认为,以下为单纯穿孔缝合术的适应证:穿孔时间超过 8 小时,腹腔内感染及炎症水肿较重,有大量脓性渗出液;以往无溃疡病史或有溃疡病史未经正规内科治疗,无出血、梗阻并发症,特别是十二指肠溃疡;有其他系统器质性疾病而不能耐受彻底性溃疡手术。单纯穿孔缝合术通常采用经腹手术,穿孔以丝线间断横向缝合,再用大网膜覆盖,或以网膜补片修补;也可经腹腔镜行穿孔缝合大网膜覆盖修补。一定吸净腹腔内渗液,特别是膈下及盆腔内。吸除干净后,腹腔引流并非必须。对所有的胃溃疡穿孔患者,需做活检或术中快速病理学检查,若为恶性,应行根治性手术。单纯溃疡穿孔缝合术后仍需内科治疗,幽门螺杆菌感染者需根除幽门螺杆菌,以减少复发的机会,部分患者因溃疡未愈合仍需行彻底性溃疡手术。

利用腹腔镜技术缝合十二指肠溃疡穿孔为 Nathanson 等于 1990 年首先报道。后来 Mouret 等描述一种无缝合穿孔修补技术:以大网膜片和纤维蛋白胶封闭穿孔。以后相继报道了吸收性明胶海绵填塞、胃镜引导下肝圆韧带填塞等技术。无缝合技术效果不确切,其术后再漏的机会很大(10％左右),尤其在穿孔＞5 mm者,因此应用要慎重。缝合技术有单纯穿孔缝合、缝合加大网膜补片加强和以大网膜补片缝合修补等。虽然腔镜手术具有微创特点,而且据报道术后切口的感染发生率较开腹手术低,但并未被广大外科医师普遍接受,原因是手术效果与开腹手术比较仍有争议,术后发生再漏需要手术处理者不少见,手术时间较长和花费高。以下情况不宜选择腹腔镜手术:①存在前述高危因素(术前存在休克、穿孔时间＞24 小时和伴随内科疾病)。②有其他溃疡并发症如出血和梗阻。③较大的穿孔(＞10 mm)。④腹腔镜实施技术上有困难(上腹部手术史等)。

**2.部分胃切除和迷走神经切断术**

随着对溃疡病病因学的深入理解和内科治疗的良好效果,以往所谓的"确定"性手术方法——部分胃切除和迷走神经切断手术已经很少采用。尤其是在急性穿孔有腹膜炎的情况下进行手术,其风险显然较穿孔修补术为大,因此需要严格掌握适应证。仅在以下情况时考虑所谓"确定性"手术:①需切除溃疡本身以治愈疾病。如急性穿孔并发出血,已有幽门瘢痕性狭窄等,在切除溃疡时可根据情况考虑做胃部分切除手术。②较大的胃溃疡穿孔,有癌可能,做胃部分切除。③幽门螺杆菌感染阴性、联合药物治疗无效或胃溃疡复发时,仍有做迷走神经切断术的报道。

# 第四节　胃、十二指肠溃疡大出血

胃、十二指肠溃疡患者有大量呕血、柏油样黑粪,引起红细胞、血红蛋白和血细胞比容明显下降,脉率加快,血压下降,出现为休克前期症状或休克状态,称为溃疡大出血,不包括小量出血或仅有大便隐血阳性的患者。胃、十二指肠溃疡出血,是上消化道大出血中最常见的原因,占50%以上。

## 一、流行病学

十二指肠溃疡并发症住院患者中,出血多于穿孔4倍。约20%的十二指肠溃疡患者在其病程中会发生出血,十二指肠溃疡患者出血较胃溃疡出血为多见。估计消化性溃疡患者约占全部上消化道出血住院患者的50%。虽然$H_2$受体拮抗药和奥美拉唑药物治疗已减少难治性溃疡择期手术的病例数,但因合并出血患者的手术例数并无减少。

## 二、病因和发病机制

### (一)非甾体抗炎药

应用NSAIDs是溃疡出血的一个重要因素,具有这部分危险因素的患者在增加。在西方国家50%以上的消化道出血患者有新近应用NSAIDs史。在老年人口中,以前有胃肠道症状,并有短期NSAIDs治疗,这一危险因素正在增高。使用大剂量的阿司匹林(300 mg/d)预防一过性脑缺血发作的患者,其相对上消化道出血的危险性比用安慰剂治疗的高7.7倍,其他NSAIDs亦增加溃疡上消化道出血的危险性。

### (二)甾体类皮质类固醇

皮质类固醇在是否引起消化性溃疡合并出血中的作用仍有争议。最近回顾性研究提示,同时应用NSAIDs是更重要的危险因素。合并应用皮质类固醇和NSAIDs,上消化道出血的危险性升高10倍。

### (三)危重疾病

危重患者是消化性溃疡大出血的危险人群,尤其是需要在重病监护病房治疗的。例如,心脏手术后,这种并发症的发生率为0.4%,这些患者大多数被证实为十二指肠溃疡,且这些溃疡常是大的或多发性的。加拿大一个大宗的多个医院联合研究发现,ICU 患者上消化道出血的发生率为 1.5%,病死率达 48%,这些患者常需用抗溃疡药预防。

### (四)幽门螺杆菌

出血性溃疡患者的幽门螺杆菌感染率为 15%～20%,低于非出血溃疡患者,因此幽门螺杆菌根治对于减少溃疡复发和再出血的长期危险是十分重要的。

### 三、病理生理学

溃疡基底的血管壁被侵蚀而导致破裂出血,大多数为动脉出血。引起大出血的十二指肠溃疡通常位于球部后壁,可侵蚀胃、十二指肠动脉或胰十二指肠上动脉及其分支引起大出血。胃溃疡大出血多数发生在胃小弯,出血源自胃左、右动脉及其分支。十二指肠前壁附近无大血管,故此处的溃疡常无大出血。溃疡基底部的血管侧壁破裂出血不易自行停止,可引发致命的动脉性出血。大出血后血容量减少、血压降低、血流变缓,可在血管破裂处形成血凝块而暂时止血。由于胃肠的蠕动和胃、十二指肠内容物与溃疡病灶的接触,暂时停止的出血有可能再次活动出血,应予高度重视。

溃疡大出血所引起的病理生理变化与其他原因所造成的失血相同,与失血量的多少及失血的速度有密切的关系。据实验证明,出血 50～80 mL 即可引起柏油样黑粪,如此少量失血不致发生其他显著症状,但持续性大量失血可以导致血容量减低、贫血、组织低氧、循环衰竭和死亡。

大量血液在胃肠道内可以引起血液化学上的变化,最显著的变化为血非蛋白氮增高,其主要原因是血红蛋白在胃肠内被消化吸收。有休克症状的患者,由于肾脏血液供应不足,肾功能受损,也是可能的原因。胃肠道大出血所致的血非蛋白氮增高在出血后 24～48 小时内即出现,如肾脏功能未受损害,增高的程度与失血量成正比,出血停止后 3～4 天内恢复至正常。

### 四、临床表现

胃、十二指肠溃疡大出血的临床表现主要取决于出血的量及出血速度。

### (一)症状

呕血和柏油样黑粪是胃、十二指肠溃疡大出血的常见症状,多数患者只有黑粪而无呕血症状,迅猛的出血则为大量呕血与紫黑血粪。呕血前常有恶心症状,便血前后可有心悸、眼前发黑、乏力、全身疲软,甚至晕厥症状。患者过去多有典型溃疡病史,近期可有服用阿司匹林或 NSAIDs 药物等情况。

### (二)体征

一般失血量在 400 mL 以上时,有循环系统代偿的现象,如苍白、脉搏增速但仍强有力,血压正常或稍增高。继续失血达 800 mL 后即可出现明显休克的体征,如出汗、皮肤凉湿、脉搏快弱、血压降低、呼吸急促等。患者意识清醒,表情焦虑或恐惧。腹部检查常无阳性体征,也可能有腹胀、上腹压痛、肠鸣音亢进等表现。约半数的患者体温增高。

### 五、辅助检查

大量出血早期,由于血液浓缩,血常规变化不大,以后红细胞计数、血红蛋白值、血细胞比容均呈进行性下降。

依据症状和体检不能准确确定出血的原因。约 75% 患者过去有消化性溃疡病史以证明溃疡是其出血的病因,干呕或呕吐发作后突然发生出血提示食管黏膜撕裂症,病史及体检有肝硬化证据提示可能食管静脉曲张出血。为了正确诊断出血的来源,必须施行上消化道内镜检查。

内镜检查在上消化道出血患者中有各种作用。除可明确出血的来源,如来源于弥漫性出血性胃炎、静脉曲张、贲门黏膜撕裂症,或胃、十二指肠溃疡出血外,内镜所见的胃、十二指肠溃疡的外貌有估计的预后意义,在有小出血的患者,见到清洁的溃疡基底或着色的斑点预示复发出血率低,约为 2%,这些患者适合早期进食和出院治疗。相反,发现于溃疡基底可见血管或新鲜凝血块预示有较高的再出血率。大的溃疡(直径>1 cm)同样有高的复发再出血率。由于内镜下治疗技术的发展,非手术治疗的成功率已明显提高,手术的需要和病死率显著下降。

内镜下胃、十二指肠溃疡出血病灶特征现多采用 Forrest 分级:FⅠa,可见溃疡病灶处喷血;FⅠb,可见病灶处渗血;FⅡa,病灶处可见裸露血管;FⅡb,病灶处有血凝块附着;FⅢ,溃疡病灶基底仅有白苔而无上述活动性出血征象。根据上述内镜表现除 FⅢ外,只要有其中一种表现均可确定为此次出血的病因及出血部位。

选择性腹腔动脉或肠系膜上动脉造影也可用于血流动力学稳定的活动性出血患者,可明确病因与出血部位,指导治疗,并可采取栓塞治疗或动脉内注射垂体加压素等介入性止血措施。

### 六、诊断和鉴别诊断

#### (一)诊断

有溃疡病史者,发生呕血与黑粪,诊断并不困难。10%～15%的患者出血无溃疡病史,鉴别出血的来源较为困难。大出血时不宜行上消化道钡剂检查,因此,急诊纤维胃镜检查在胃、十二指肠溃疡出血的诊断中有重要作用,可迅速明确出血部位和病因,出血 24 小时内胃镜检查检出率可达 70%～80%,超过 48 小时则检出率下降。

#### (二)鉴别诊断

胃、十二指肠溃疡出血应与应激性溃疡出血、胃癌出血、食管静脉曲张破裂出血、贲门黏膜撕裂综合征和胆管出血相鉴别。上述疾病,除内镜下表现与胃、十二指肠溃疡出血不同外,应结合其他临床表现相鉴别。如应激性溃疡出血多出现在重大手术或创伤后;食管静脉曲张破裂出血体检可发现蜘蛛痣、肝掌、腹壁静脉曲张、肝大、腹水、巩膜黄染等肝硬化的表现;贲门黏膜撕裂综合征多发生在剧烈呕吐或干呕之后;胆管大量出血常由肝内疾病(化脓性感染、胆石、肿瘤)所致,其典型表现为胆绞痛、便血或呕血、黄疸之三联征。

### 七、治疗

治疗原则是补充血容量,防止失血性休克,尽快明确出血部位,并采取有效的止血措施,防止再出血。总体上,治疗方式包括非手术及手术治疗。

#### (一)非手术治疗

主要是针对休克的治疗,主要措施如下:①补充血容量,建立可靠畅通的静脉通道,快速滴注平衡盐液,做输血配型试验。同时严密观察血压、脉搏、尿量和周围循环状况,并判断失血量,指导补液。失血量达全身总血量的 20%时,应输注羟乙基淀粉、右旋糖酐或其他血浆代用品,用量在 1 000 mL 左右。出血量较大时可输注浓缩红细胞,也可输全血,并维持血细胞比容不低于 30%。输注液体中晶体与胶体之比以 3:1 为宜。监测生命体征,测定中心静脉压、尿量,维持循环功能稳定和良好呼吸、肾功能十分重要。②留置鼻胃管,用生理盐水冲洗胃腔,清除血凝块,直至胃液变清,持续低负压吸引,动态观察出血情况。可经胃管注入 200 mL 含 8 mg 去甲肾上腺素的生理盐水溶液,每 4～6 小时 1 次。③急诊纤维胃镜检查可明确出血病灶,还可同时施行内镜下电凝、激光灼凝、注射或喷洒药物等局部止血措施。检查前必须纠正患者的低血容量状态。④止血、制酸、

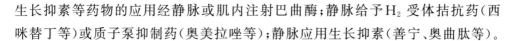

生长抑素等药物的应用经静脉或肌内注射巴曲酶;静脉给予$H_2$受体拮抗药(西咪替丁等)或质子泵抑制药(奥美拉唑等);静脉应用生长抑素(善宁、奥曲肽等)。

### (二)手术治疗

内镜止血的成功率可达90%,使急诊手术大为减少,且具有创伤小、极少并发穿孔和可重复实施的优点,适用于绝大多数溃疡病出血,特别是高危老年患者。即使不能止血的病例,内镜检查也明确了出血部位、原因,使后续的手术更有的放矢,成功率升高。内镜处理后发生再出血时仍建议首选内镜治疗,仅在以下患者考虑手术处理:①难以控制的大出血,出血速度快,短期内发生休克,或较短时间内(6~8小时)需要输注较大量血液(>800 mL)方能维持血压和血细胞比容者。②纤维胃镜检查发现动脉搏动性出血,或溃疡底部血管显露再出血危险很大。③年龄在60岁以上,有心血管疾病、十二指肠球后溃疡,以及有过相应并发症者。④近期发生过类似的大出血或合并穿孔或幽门梗阻。⑤正在进行药物治疗的胃、十二指肠溃疡患者发生大出血,表明溃疡侵蚀性大,非手术治疗难以止血。

手术治疗的目的在于止血抢救患者生命,而不在于治疗溃疡本身和术后的溃疡复发问题。手术介入的方式,经常采用:①单纯止血手术,即(胃)十二指肠切开+腔内血管缝扎,加或不加腔外血管结扎。结合术前胃镜和术中扪摸检查,一般可快速确定出血溃疡部位,即在溃疡对应的前壁切开,显露溃疡后稳妥缝扎止血。如是在幽门部切开,止血后要做幽门成形术(Heineke-Mikulicz法)。②部分胃切除术。③(选择性)迷走神经切断+胃窦切除或幽门成形术。④介入血管栓塞术。胃部分切除术是前一段时间国内较常采用的一种手术,认为切除了出血灶本身止血可靠,同时切除了溃疡,也避免了术后溃疡的复发。但手术创伤大,在发生了大出血的患者施行,病死率及并发症发生率均高。由于内科治疗的进步和考虑到胃切除后可能的并发症和病死率,近年来更多地采用仅以止血为目的的较保守的一类手术,通过结扎溃疡出血点和/或阻断局部血管以达到止血目的,术后再辅以正规的内科治疗。因创伤较小,尤其适合老年和高危患者。血管栓塞术止血成功率也较高,但要求特殊设备和娴熟的血管介入技术。

# 第五节 胃、十二指肠憩室

胃、十二指肠憩室是指胃壁或十二指肠壁的局限性袋状扩张或囊样突出,其发生可能与胃肠胚胎起源有关。胃、十二指肠憩室的发病率文献报道不一,常规胃肠钡餐检查胃憩室的发现率为 0.043% ~ 0.100%,十二指肠憩室在消化道中的发生率仅次于结肠憩室,发病率为 2% ~ 22%。本病可发生于任何年龄,其发生率随年龄的增长而增高,多见于年龄 50 ~ 60 岁者,男女发病率无明显差异。

## 一、病因学

胃憩室的病因分为先天性及后天性两种。前者与胃壁肌层先天性薄弱肌层发育不良有关,好发于胃贲门近小弯后壁,多单发,常为真性憩室,即憩室壁包含有正常胃壁所有的全层。后天性胃憩室多发生于幽门附近,为假性憩室,即仅有黏膜和黏膜下层膨出,憩室壁内缺乏固有肌层,其成因可分为内压性和牵引性。内压性憩室多为胃壁先天性解剖薄弱(环肌缺如、斜行肌薄弱、纵肌分离等),加之胃内病变引起的压力增加所致。牵引性憩室多继发于炎症、溃疡及肿瘤等病理因素,与自身及邻近病变的牵拉等因素有关。

局部肠壁薄弱和肠腔内压力增高是十二指肠憩室发生的主要原因。肠壁薄弱的原因可能是先天性肠壁肌层发育不全或内在肌张力低下,或年龄增加肠壁发生退行性变化而致。肠腔外病变如炎症性粘连造成的牵拉、肠外脂垂过多、肥胖、便秘和局部血供不足亦是憩室形成的相关因素。十二指肠降段壶腹部由于有胰管、胆管、血管通过,缺乏结缔组织且肌层薄弱,加上 Oddi 括约肌的不断收缩牵拉,故更易发生憩室,多为肠壁全层膨出的真性憩室。位于十二指肠球部的大多为假性憩室,即憩室壁中没有肌层,由于球部溃疡痊愈后瘢痕收缩及局部肠壁变弱所致。

## 二、分类

按其病因可分为真性憩室和假性憩室,按憩室多少分为单发憩室与多发憩室。十二指肠憩室按憩室膨出方向与十二指肠腔的关系,可分为腔内型憩室和腔外型憩室,后者更为常见。按憩室的解剖部位可分为十二指肠乳头旁憩室和非乳头旁憩室,前者是指发生在十二指肠乳头周围 2 ~ 3 cm 以内的憩室,是十二指肠憩室的主要类型。

### 三、临床表现

胃憩室患者临床症状取决于病变部位和憩室的大小,多无明显临床症状,部分患者可出现上腹饱胀感或隐痛不适,餐后及卧位时临床症状加重,变换体位临床症状可缓解。严重者可伴有恶心、呕吐、反酸、嗳气、黑便等临床症状,与食物在憩室内滞留引起憩室炎、溃疡或出血等并发症有关。

多数十二指肠憩室无明显的临床症状,常在上消化道钡剂造影或经内镜逆行胰胆管造影(ERCP)检查胆胰疾病时偶然发现。是否出现临床症状与憩室的大小、部位及与周围脏器的关系等有关。部分患者可出现腹部不适、腹痛、反酸、呕吐的症状,饱食后加重。并发憩室炎或溃疡时,临床症状较重甚至出现呕血、黑便。十二指肠乳头旁憩室多可合并胆胰疾病,称为 Lemmel 综合征,表现为胆囊结石、胆囊切除术后综合征、反复形成的胆管结石、并发胆管炎、胰腺炎等,多是由于憩室机械性压迫胆胰管造成引流不畅、憩室炎或 Oddi 括约肌功能障碍所致。

### 四、影像学检查

#### (一)X 线钡餐检查

X 线钡餐检查表现为圆形或椭圆形凸出腔外的囊袋影,边缘锐利,轮廓光整,与胃壁或肠壁间有狭颈连接,并可见黏膜伸入其内。有憩室炎时憩室轮廓可不规则,边缘毛糙。憩室的排空取决于憩室颈部狭窄的程度。较大的憩室内立位可见气、钡分层或气、液、钡分层现象(图 4-1)。

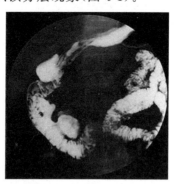

图 4-1　十二指肠憩室钡餐表现

#### (二)内镜检查

内镜对胃、十二指肠憩室的诊断更为直观,可以直接观察病变形态及特点。胃、十二指肠憩室的内镜表现为胃壁或肠壁的局部凹陷或膨出,憩室口多呈圆形,边缘规则清楚,黏膜皱襞向憩室内伸展,有时可见憩室腔黏膜充血、水肿及溃疡形成,偶有食物残渣潴留(图 4-2)。

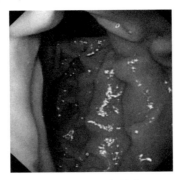

图 4-2　胃憩室内镜表现

十二指肠乳头旁憩室根据憩室与乳头的关系,又可分为乳头旁憩室(图 4-3)和憩室内乳头(见图 4-4)。内径逆行胰胆管造影(ERCP)可明确憩室与胰胆管之间的关系,以及憩室合并胆胰疾病的情况。ERCP 不仅有诊断价值,同时可对某些有临床症状十二指肠憩室患者进行内镜治疗。

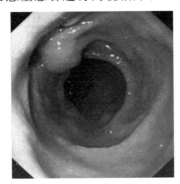

图 4-3　十二指肠乳头旁憩室(乳头旁憩室)内镜表现

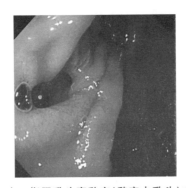

图 4-4　十二指肠乳头旁憩室(憩室内乳头)内镜表现

### (三)CT、MRI检查

CT扫描能提示胃、十二指肠憩室诊断,典型胃、十二指肠CT表现为突出于胃或十二指肠轮廓之外的大小不一的圆形或椭圆形的囊袋状影,增强时可呈不均匀强化,特异性表现是于肿物内发现气体回声(图4-5)。如憩室内容物存留时间过长,造成憩室炎、糜烂、出血及恶性变等并发症,表现为憩室轮廓不规整及内有小丘状阴影等。多层螺旋CT扫描还能观察十二指肠乳头旁憩室全貌及其与胆胰管解剖关系,可鉴别梗阻性黄疸的病因和急慢性胰腺炎诊断。CT检查还有助于诊断十二指肠憩室穿孔,表现为肠壁增厚,网膜脂肪聚集包裹,肠腔外、后腹膜积液或积气。

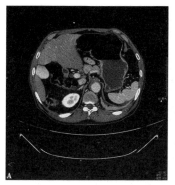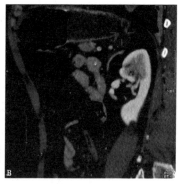

**图4-5　胃憩室CT表现**

A.轴位连续层面;B.多平面重组

MRI图像分辨率高、清晰,对胃底憩室的显示较好,特别是对胃黏膜、周围间隙及结构的显示优于CT。磁共振胰胆管造影(MRCP)能够发现并诊断十二指肠憩室,特征性表现为肠外囊袋状影,内含气液平面,具有较高的诊断准确性,但完全液性或气性憩室需与胰腺囊性占位鉴别。MRCP还有助于胰胆管疾病的检查,对ERCP及内镜下治疗有指导意义。

### 五、诊断与鉴别诊断

胃、十二指肠憩室无特异性临床症状,诊断有赖于X线钡餐检查和内镜检查。

胃憩室主要与胃溃疡相鉴别,一般而言胃憩室多有明显的狭颈、大小形态可变,以及内有黏膜伸入、好发于胃底、贲门附近等特点,据此与胃良性溃疡相鉴别。胃小弯角切迹附近是胃溃疡的好发部位,发生于此处的憩室尤其是较大的憩室需与穿透性溃疡、胃癌相鉴别。有时胃底憩室还需与胃底间质瘤、左肾上腺区肿物鉴别。

十二指肠憩室需与消化系统常见疾病如急慢性胆囊炎、胆石症、慢性胃炎、消化性溃疡、胰腺炎、胰腺肿瘤等相鉴别。

## 六、治疗

无临床症状或仅有轻微临床症状的胃、十二指肠憩室无须治疗。如果确认临床症状是胃、十二指肠憩室所致,应首先采用非手术治疗,包括饮食调节、体位引流、抑酸、抗炎等,多能缓解。

随着诊疗性 ERCP 的广泛开展,内镜治疗已成为十二指肠乳头旁憩室伴胆胰疾病的新方法,可清除堵塞在憩室内的食物残渣或异物,还能解除憩室引起的胆道下端狭窄,清理结石,畅通引流,减少胆胰疾病复发。

如临床症状不改善,X 线检查证实憩室口较小,引流不畅,有大出血或穿孔等并发症者或不能除外恶性病变者,需要手术治疗。

内科综合治疗无效或合并严重并发症,需要手术治疗。手术适应证:①由憩室引起的消化道临床症状经非手术治疗无效者;②憩室有出血、坏疽及穿孔;③憩室癌变;④十二指肠憩室引起胆道、十二指肠、胰管梗阻。手术方式取决于外科适应证及憩室部位,包括憩室切除术、憩室内翻缝合术、憩室旷置术及憩室成形术等。

# 第五章　结肠、直肠、肛管疾病

## 第一节　肠　息　肉

### 一、概述

肠息肉是指一类从黏膜表面突出到肠腔内的隆起状病变。肠息肉是一类疾病的总称。1981年,全国大肠癌病理专业会议参考了国外对大肠息肉的分类,结合我国病理学家的实践经验,按照病理性质的不同分为以下几种。①腺瘤性息肉:包括管状、绒毛状及管状绒毛状腺瘤。②炎性息肉:黏膜炎性增生、血吸虫卵性及良性淋巴样息肉。③错构瘤性息肉:幼年性息肉及色素沉着息肉综合征(Peutz-Jeghers综合征,P-J综合征)。④其他:化生性息肉及黏膜肥大赘生物。不同性质的息肉,其预后和处理亦不相同。息肉在形态上可分为有蒂、无蒂、广基、扁平状等。在数目上又有单发与多发两类(图5-1)。息肉病是指息肉数目在100枚以上(仅P-J综合征除外),反之,则称散发性息肉。本节仅限于讨论单发的各种息肉。

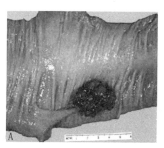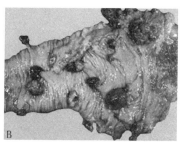

**图 5-1　单发与多发肠息肉**

A.结肠单发息肉;B.结肠多发息肉

## 二、病因

结直肠息肉的病因及发病机制目前仍不清楚。研究证明,影响腺瘤性息肉与结直肠癌发病的危险因素基本一致。目前初步证实腺瘤的发生是多个基因改变的复杂过程,而环境因素改变致基因表达异常或突变基因在环境因素作用下表达形成腺瘤;而增生性息肉或炎性息肉则与感染和损伤相关。有研究已经证实,息肉与 CD44 基因 mRNA 的表达明显相关。散发性结直肠肿瘤中,结直肠息肉和癌组织 APC 基因突变率无显著差异,而在正常结直肠黏膜、炎性息肉和增生性息肉中均无突变。

## 三、发病

结直肠息肉的发生率各国不同,总的肠镜检出率为 10% 左右。其发病率随年龄的增长而增加,30 岁以上结直肠息肉开始增多,60～80 岁的发病率最高,尤以腺瘤增加显著,女性略低于男性。以腺瘤性息肉为多见,约占 70%,其次是增生性息肉和炎性息肉,错构瘤性息肉主要见于幼年性息肉和 P-J 综合征(Peutz-Jeghers息肉)。我国肠息肉发病率较低,成人多为腺瘤性息肉,好发于乙状结肠、直肠,占全结直肠息肉的 70%～80%。大小一般为 0.5～2.0 cm。

## 四、组织学分类

### (一)腺瘤性息肉

腺瘤是息肉中最常见的一种组织学类型。腺瘤在病理切片中除可见管状腺体结构外,还常伴乳头状成分,亦即绒毛状成分,根据组织中两种不同结构成分所占比例决定腺瘤的性质。Appel 提出管状腺瘤中绒毛状成分应<5%,当绒毛状成分达 5%～50%时属混合性腺瘤,>50%者则属绒毛状腺瘤。Shinya 则认为管状腺瘤中绒毛状成分应<25%,在 25%～75%者属混合性腺瘤,>75%者属绒毛状腺瘤。鉴于标准不同,各家报道腺瘤中各种腺瘤的比例可有较大差异,且无可比性。为此,1981 年我国第一次大肠癌病理会议上建议统一标准为绒毛状成分<20%者属管状腺瘤,>80%者为绒毛状腺瘤,20%～80%者则属混合腺瘤。

### 1.管状腺瘤

管状腺瘤是最常见的组织学类型,占腺瘤的 60%～80%,发病率随年龄增加而增加,在<20 岁的年轻人中极少存在。多为带蒂型(占 85%),亚蒂、无蒂少见。常多发,<0.5 cm 的小腺瘤多由正常的黏膜覆盖,多数管状腺瘤为 1.0～2.0 cm大小,少数>3 cm,腺瘤的恶变与其大小直接相关。常有蒂、呈球状或梨状,表面光滑,可有浅沟或分叶现象,色泽发红或正常,质地软。活检组织学检查管状腺瘤由密集的增生的腺体构成,腺体大小、形态不一致,常见有分枝和发芽(图 5-2)。多数管状腺瘤仅表现为轻度不典型增生。然而,可以有高达 20% 的表现为重度非典型增生、原位癌或浸润性癌,仅 5% 管状腺瘤是恶性的。

2.绒毛状腺瘤

绒毛状腺瘤较少见,又称乳头状腺瘤,这是一种癌变倾向极大的腺瘤,一般癌变率为 40%,故被认为是一种癌前病变,其发病率仅为管状腺瘤的 1/10,好发于直肠和乙状结肠,临床所见绝大多数为广基型,呈绒毛状或粗颗粒状隆起,伴有宽广的基底,有时可侵占肠周径的大部分,其表面可覆盖一层黏液,质地较管状腺瘤为软(图 5-3)。在少数病例中绒毛状腺瘤可以有蒂,活动度极大。体积大,一般直径>3.0 cm,可达 10~20 cm。活组织检查见绒毛结构占据腺瘤的80% 以上。

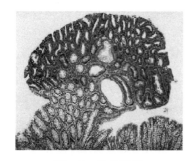
图 5-2　管状腺瘤

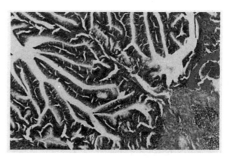
图 5-3　绒毛状腺瘤

3.绒毛状管状腺瘤

这类息肉兼有管状腺瘤和绒毛状腺瘤两种组织学特点(图 5-4)。即有分支状的腺体,同时也有像手指一样突起的长长的腺体。绒毛状管状腺瘤是 10~20 mm息肉中最常见的一种。其恶变率介于管状腺瘤与绒毛状腺瘤之间。

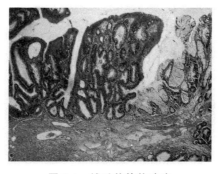
图 5-4　绒毛状管状腺瘤

## (二)炎性息肉

炎性息肉是由对炎症反应的再生上皮组成。可以继发于任何一种炎症反应,但是最常见的原因是溃疡性结肠炎。炎性息肉也可以继发于感染性疾病,如阿米巴性结肠炎、慢性血吸虫病或细菌性痢疾。炎性息肉没有恶变倾向,但是,对溃疡性结肠炎患者,可以有某些部位的异型性改变或恶性变同时存在。

### 1.假息肉病

假息肉病主要发生于慢性溃疡性结肠炎或克罗恩病,由于慢性炎症刺激,形成多发性肉芽肿。在其形成的早期,如炎症能获控制,肉芽肿有可能随之消失。但如慢性炎症不能得到有效的控制,而呈持久的慢性刺激,肉芽肿就有恶变的可能。癌变率与病程长短往往呈正相关。病程超过 30 年时癌变率高达 13%～15%。慢性溃疡性结肠炎具有极高的癌变率,是公认的癌前病变之一。因此,对这些假息肉病应慎重处理。

### 2.炎性息肉

炎性息肉指单发的非特异性炎症所引起的息肉,组织结构与上述相同,但不会癌变。往往炎症消退后,息肉可自行消逝。

### 3.血吸虫性息肉

在慢性血吸虫病时,大肠黏膜下常有血吸虫卵沉着,其周围伴纤维组织增生,或形成虫卵结节。当虫卵多时,固有膜内亦可有虫卵沉着,并破坏腺管和引起增生。一般血吸虫卵结节体积不大,呈小球状或条索状,并常呈簇状分布,外观中央呈橘黄色,周围呈灰白色。在长期慢性、反复感染的病例,这类息肉可进一步发展成炎性肉芽肿,具有很大癌变倾向,也是一种癌前病变。

### 4.良性淋巴样息肉

直肠具有丰富的淋巴组织,在肠道炎症时,直肠黏膜下的淋巴滤泡即可增生并形成息肉而突入肠腔。因此,所谓息肉实质上是增生的、高度活跃的淋巴样组织。细胞分化成熟,其上覆盖有正常的直肠黏膜上皮,是一种良性病变,应与恶性淋巴瘤区分。因为本病不会恶变,无须做肠断切除。

## (三)错构瘤性息肉

幼年性息肉是一种错构瘤,属大肠黏膜上皮的错构瘤,又称先天性息肉,主要发生于儿童,以 10 岁以下多见,尤以 5 岁左右为最多。息肉好发于直肠和乙状结肠,多数发生在距肛缘 5 cm 以内的直肠内。

息肉多呈圆球形或椭圆形,鲜红、粉红或暗红色,表面光滑,如继发感染可呈现粗糙颗粒状或分叶状。其大小平均 1 cm 左右,多数有蒂。组织学上息肉蒂为正常结直肠黏膜,当形成息肉时,结直肠黏膜上皮即转为慢性肉芽组织,由大量结缔组织、血管组织、单核细胞和嗜酸性粒细胞浸润,其中还有许多黏液腺增生和含有黏液囊肿组成。因此,组织学上这不是肿瘤,也不属肿瘤性质,而是正常组织的异常组合,故称为错构瘤。

关于错构瘤形成的机制尚不清楚。有人认为其发生与黏膜慢性炎症、腺管阻塞、黏液滞留相关,故又有滞留性息肉之名。肠道错构瘤有恶变可能。为进行组织学检查和去除症状,应当切除。多数可以经内镜切除,需特别小心将其富含血管的蒂处理好。在直肠下端或从肛门脱垂出的病变可以经肛门切除。切除后复发非常少见。

### (四)增生性息肉

增生性息肉是在结肠和直肠内发现的最常见的非肿瘤性息肉,常常是多发的,多无蒂,直径多<5 mm;>10 mm 的增生性息肉非常罕见。在无症状患者的结肠镜检查中,可以发现增生性息肉约占 10%。这些病变一般可以保持大小不变和无症状。然而,由于它们从外表与肿瘤性息肉不能区分,因此常常将其切除并活检。

组织学方面,增生性息肉表现为黏膜隐窝拉长的正常乳头状的表现。没有细胞异型表现。隐窝基底可见有丝分裂,表现为正常的成熟过程。其发生机制尚不清楚,可能与正常细胞在成熟过程中未脱落有关,演变成了一大的增生区。对这些病变不需要特殊的治疗。仅仅有增生性息肉存在也不需要进行结肠镜随访。

### 五、临床表现

大多数息肉并无任何自觉症状,而在纤维结肠镜检查或 X 线钡剂灌肠造影时无意中发现。大肠息肉约半数无临床症状,仅当发生并发症时才被发现,其表现:①肠道刺激症状,腹泻或排便次数增多,继发感染者可出现黏液脓血便。②便血可因部位及出血量而表现不一,高位者粪便中混有血,直肠下段者粪便表面附有血,出血量多者为鲜血或血凝块。③肠梗阻及肠套叠,以盲肠息肉多见。④位于直肠内较大的有蒂息肉可随排便脱出肛门外,甚至需反复手法帮助回纳。偶尔,蒂细长的息肉可发生蒂部扭转,坏死而自行脱落。

炎性息肉主要表现为原发疾病如溃疡性结肠炎、肠结核、克罗恩病及血吸虫病等的症状,炎性息肉乃原发疾病的表现之一。

### 六、诊断

发生在直肠中下段的息肉,直肠指检可以触及,发生在乙状结肠镜能达到的范围内者,也易确诊,但国内已较少开展这种简便、经济的乙状结肠镜检查方法,这可能与当前社会的医患关系紧张、恐漏诊引起纠纷有关。位于乙状结肠以上的息肉需做钡剂灌肠气钡双重对比造影,或纤维结肠镜检查确认。结直肠息肉明确诊断并无困难,重要的是应认识结直肠腺瘤呈多发性者及与癌肿并存者并不少见,临床检查时切勿因在某一段结肠或直肠内发现病变后,忽视全面的结肠检查。

结直肠腺瘤性息肉被认为是结直肠癌的癌前病变,但并非所有腺瘤都会癌变。一般认为腺瘤的大小对癌变的可能性具有很大影响。<1.0 cm 的腺瘤未见有发生浸润性癌者,>1.0 cm 者癌变机会增大,1~2 cm 腺瘤的癌变率在 10% 左右,>2 cm 腺瘤的癌变率可高达 50%。息肉数目越多,越密布,癌变率越高。有文献认为,多发性息肉患者体内可能存在基因突变,因此,即使息肉切除仍易癌变。统计表明,息肉数目少于 3 枚,癌变率为 12%~29%;等于或超过 3 枚,癌变率增至 66.7%。腺瘤中绒毛状成分的多少对确定癌变的可能性则是另一个重要因素。绒毛状腺瘤的癌变率明显高于管状腺瘤,绒毛状管状腺瘤(混合腺瘤)的恶变率则居于两者之间。另一个因素是腺瘤的形态,广基腺瘤的癌变率比有蒂腺瘤高,而且广基腺瘤发展为浸润型癌的机会也比有蒂腺瘤为高,因为有蒂腺瘤癌变罕有侵入其蒂部者。

### 七、治疗

肠镜下息肉电切术安全、有效、简单,已经基本取代了传统的开腹手术。其中高频电息肉切除术是最成熟也是最普及的肠镜治疗方法,还可以选择行内镜下黏膜切除术或内镜下黏膜剥离术。腺瘤肠镜下治疗的关键是保证治疗的彻底性。对于广基或巨大息肉,有条件的单位可以双镜联合(内镜与腹腔镜)行息肉切除,以保证切除彻底性并减少并发症。术后应行全瘤病理检查并特别注意观察标本边缘有无癌组织浸润。对腺瘤癌变的处理应根据癌变浸润深度和腺瘤部位来决定,凡符合下列情况者应追加外科根治性切除术:①腺瘤基底部发生癌变已浸润至黏膜下层者。②癌细胞分化程度包括低分化与未分化癌。③癌细胞已浸润淋巴管、血管、神经周围或血管内发现癌栓。④切缘有癌组织。

如息肉位于腹膜反折下直肠内时(距肛缘 6~8 cm,直肠指检可触及范围内),可经肛门直视下予以局部切除。对位于黏膜内的局灶性癌或原位癌,局部切除已经足够。黏膜下癌则在局部切除后可加做术后辅助性放疗,对已经浸润至肌层的病例,则应追加根治性经腹直肠切除术。对位于腹膜反折以上直肠或结肠内的广基腺瘤癌变,因为不涉及切除肛门和永久性结肠造口的问题,多以经腹病变肠段切除为首选。现在有条件的医院对距肛缘 16 cm 以内的适合局部切除的肿瘤可采用经肛内镜显微手术(TEM)。

### 八、随访

由于腺瘤性息肉具有复发和恶变的潜能,息肉切除术后必须进行结肠镜随访。腺瘤性息肉术后的复发往往与腺瘤的数目、大小、病理类型及不典型增生程度相关。息肉数目大于 3 个、直径≥10 mm、绒毛状结构、重度不典型增生是息肉复发和癌变的高危因素。对已经进行了结肠镜下腺瘤切除的患者进行随访要遵循个体化的原则。息肉进行内镜下切除后,在 3～6 个月内要进行结肠镜随访检查,以确保切除干净。所有残留的息肉应当切除,同时再随访 3～6 个月。在经过 2～3 次随访后,仍没有切除干净的患者,多数应行手术切除。在完全切除后,多数患者应在1～3 年后重复结肠镜检查。随访中没有发现异常的患者可以自此每 5 年检查一次。

## 第二节 结直肠肛管异物

结直肠肛管异物是指各种原因进入到结肠、直肠肛管的外来物。曾经属于急诊科不常见的临床问题,随着现代社会开放程度的增加,其发病率正在逐渐增高,一般男性占多数,男女比例为(17～37)∶1,年龄主要在 20～50 岁。根据异物与乙状结肠的关系,可有高位异物和低位异物之分;根据是否涉及性行为,又可分为性相关异物和非性相关异物。

### 一、异物分类/途径

结直肠肛管异物根据其数量、大小、类型、形态、位置的不同差异很大,包括陶瓷制品,性趣用品如振动棒、人造阴茎,玻璃制品如酒瓶、玻璃杯、电灯泡、试管,日用品如肥皂盒、电筒、钥匙,食物如苹果、胡萝卜。一般分为两类,一类是经口进入,多数因饮食不小心进入消化道,大部分能够顺利通过幽门、十二指肠、回盲部、结肠肝曲、结肠脾曲等病理生理狭窄或弯曲而自行排出,文献报道异物直径 5 cm 以下或长度 12 cm 以下能够自行排出体外;少数锋利和尖锐物体可滞留于消化道,引起穿孔、腹膜炎等并发症。另一类是经肛门进入,这类异物原因多种,主要是性活动或性攻击,也可由意外伤害、医源性等引起,异物引起肛门疼痛及局部炎症,使得肛门括约肌痉挛,常导致异物能够进入肛门而不能自行排出,这时常常需要内镜,甚至外科手术取出。异物可通过多种途径进入结直肠肛管。

### (一)性活动或性攻击

性活动或性攻击为常见进入途径。其中性活动占 75%~78%,性攻击占 10.0%~12.5%。患者病史中近期有特殊的性行为或受过性侵害。

### (二)口腔意外吞入

口腔意外吞入的异物包括动物骨头、义齿、牙具、口腔器械等,常因意外进入体内,醉酒、异食症及精神障碍或自杀倾向者等亦是重要原因。异物经全消化道进入到结直肠肛管,大多数圆钝的小型异物可自行排出。形状不规则、带有钩刺的异物不易排出,尖锐的异物即使到达直肠后,也常由于刺激肛门括约肌的收缩,难以排出体外,可引起穿孔、出血、脓肿,甚至腹膜炎等并发症。

### (三)穿刺伤

患者因高处坠落尖锐物体刺入盆腔,合并多处脏器损伤,常需急诊手术处理。也有患者因交通意外、建筑工地意外等引起异物进入而导致损伤。

### (四)医源性

医务人员操作结直肠镜时活检器械掉入肠腔,灌肠接头滞留,外科手术滞留异物等也可引起感染致异物进入肠腔。

### (五)违法藏匿

走私犯为躲避检查把毒品藏匿于直肠肛管,监狱囚犯为逃脱或安全而藏匿刀枪、匕首等。

### (六)邻近器官移行

很少见。体内邻近器官的器械或异物移行至结直肠肛门,形成异物,如子宫内避孕器械穿入盆腔并可刺入直肠。

另外,根据异物进入肠道是否为意志支配可分为:①无意识的进入,或称意外进入。主要通过口腔进入,见于儿童游戏或进食时异物意外进入,老年人义齿脱落,口腔牙具意外掉入等。②有意识的进入。见于性虐者、同性恋、精神障碍

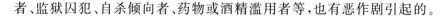

者、监狱囚犯、自杀倾向者、药物或酒精滥用者等,也有恶作剧引起的。

## 二、临床表现

临床症状因异物的大小、滞留时间和部位及引起的损伤而不同,多表现为便秘、下腹部及肛周不适、肛门出血,部分患者因"期待疗法"失败后无症状求诊。少数患者也会因异物导致的并发症求诊:异物导致肠道急性穿孔后可有发热、腹痛明显;异物导致慢性穿孔可形成腹腔脓肿,引起长期低热;异物嵌顿于肠管后可使肠壁缺血坏死,引起便血、腹痛加剧;大体积异物引起机械性肠梗阻可表现为下腹阵发性绞痛。

## 三、诊断

对多数结直肠肛管异物而言,诊断并不困难,结合病史、查体及检查一般能够诊断。

### (一)病史

追问病史常常能够帮助诊断,但有意识放入异物的患者常因尴尬或者害羞隐瞒或编造病情,增加诊断难度。

### (二)查体

仔细的腹部查体对于并发症的诊断有明显帮助,直肠指检作为常规体格检查,有利于诊断低位异物,直接了解异物的大小、形状、性质及与直肠肛管的关系。

### (三)腹部 X 线片及 CT

X 线片及 CT 对于考虑结直肠肛管异物患者常规行平卧位、腹部站立位 X 线片,尤其对于直肠指检不能扪及的高位异物,诊断价值较大,对怀疑穿孔的患者站立位 X 线片可以排除是否有膈下积气。怀疑并发症如腹膜炎、腹盆腔脓肿、肠梗阻患者应行腹部 CT。

### (四)内镜检查

肛门镜和结直肠镜不仅可以明确异物的性质、数量、位置,还能帮助直接取出异物。

### (五)B 超

腹部及肛周 B 超对 X 线片阴性的非金属异物有一定的诊断意义。超声探头可经肛门进入直肠直接探查,也可从肛周探查低位异物。

另外,对怀疑违法私藏毒品患者应行血清毒理学检验。

## 四、并发症

结直肠肛管异物较少引起并发症,有报道直肠异物发生损伤率<5%。常见的并发症包括肠道黏膜撕裂伤,穿孔,肠梗阻,腹膜炎,腹腔脓肿,严重时可出现感染性休克。有报道牙签引起穿孔,并可进一步导致如瘘管、输尿管梗阻、化脓性肾盂肾炎、动脉-肠瘘等少见并发症,甚至可导致细菌性心内膜炎。

## 五、治疗

异物的取出关键在于医师对异物性质、滞留位置和时间及并发症的综合评价,患者就诊时合并感染表现者常需要外科手术干预,高位异物需手术干预的可能性是低位异物的 2.5 倍。对于不同异物应采取的取出方式也变化很大:玻璃瓶如电灯泡取出时应避免破碎引起肠道损伤,钩、刺、匕首等尖锐异物应注意再次引起医源性损伤。常见的异物取出方式包括以下几种。

### (一)自然排出

患者无明显临床症状,经直肠镜或 X 线片已明确为圆钝、规则、小体积异物时可考虑等待观察,观察每次大便是否伴有异物排出。可进食高纤维素的食物促进肠道蠕动,加速异物排出。期间如果出现临床症状或观察时间超过 1 周,则需要停止观察,进一步取出异物。

### (二)内镜下取物

自然排出失败后可考虑采用结直肠镜取物,大多数异物能够可通过此法取出,尤其对于高位异物更能够体现优势,常采用的抓取工具包括活检钳、异物钳、圈套器。操作前常规灌肠可保持取物时视野清楚。对于较难配合者可考虑适当使用麻醉,松弛肛门括约肌。

### (三)经肛门取物

异物位于低位时可考虑使用此法。一般借助肛门镜或阴道窥镜直视下采用卵圆钳、产钳或其他妇产科器械取出异物,操作前注意肛门括约肌的局部麻醉,取物过程注意避免直肠黏膜及肛门括约肌损伤。

### (四)全麻下剖腹探查

多数患者能够通过非手术方式取出异物,少数患者(一般<10%)因异物较大、不规则难于从肛门取出。对于合并有穿孔、出血、腹膜炎等并发症者,应尽早剖腹探查手术,术中未见穿孔者可向下推挤异物经肛门取出,不能取出者则行肠管切开取物。术中有时需要联合结直肠镜寻找异物。少数患者一般情况差,感

染严重者可行 Hartmann 手术。

### (五)其他特殊方法

有经验的医务人员常采用临床中的非常规器械经肛取出异物,无齿镊子、球囊、带窗无创钳、肝牵开器等都有报道用于特殊异物的取出。

经直肠异物取出后可复查结肠镜或腹部 X 线片,进一步确认是否有异物残留及是否存在黏膜撕裂、穿孔、出血等。精神障碍者、自杀倾向者都应建议进一步心理卫生治疗。肛门括约肌受损的患者建议至少随访 3 个月。

结直肠肛管异物处理具体流程可参见图 5-5。

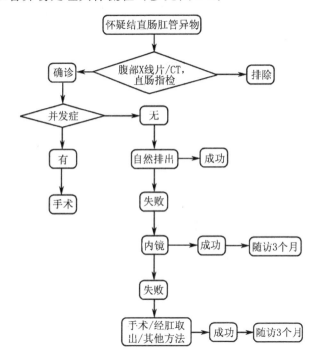

**图 5-5 结直肠肛管异物处理流程**

# 第三节 直肠肛管损伤

## 一、病因及发病学

直肠、肛管是为消化道的终末部分,紧贴盆腔的骶骨凹,有坚实的骨盆保护,所以临床上单独的直肠肛管损伤比较少见。在战争的时候占腹部外伤的5.5%～12.9%,平时为0.5%～5.5%。在普通的穿刺性损伤、医源性损伤和异物损伤中,伤情单一,并发症和病死率较低。但是,在现代战争、恐怖爆炸、交通工业事故、自然灾害中所发生的损伤,合并伤很多,伤情复杂,且容易被忽略或漏诊,临床处理困难,由此导致的并发症和病死率较高。

正如在前面所描述的损伤原因一样,按照致伤物可分为穿刺伤、火器伤和钝性暴力伤,按照物理能量释放强度可分为高能量暴力伤、低能量暴力伤,按照发生地点可分为重大事故伤、治安事故伤和医源性伤。弄清楚致伤物、致伤的能量特性、受伤地点等,对于判断伤情、决定诊治处理策略具有重要的意义。常常按照致伤因子的物理特性分为如下3类。

(1)穿透伤:①各种锐器的刺伤和火器伤,可以看到会阴或下腹部有外伤的入口,伤口小,伤道深。②肛门插入伤,从高处坠落、跌坐时,地上的木棍、酒瓶、铁条等棒状物直接从肛门插入直肠内,多伴有肛门括约肌的损伤。③直肠异物伤:多见于有精神障碍、被违法伤害和性游戏的人。

(2)钝性暴力伤:高速、高能量外界钝性暴力所导致的挤压、冲击、牵拉性损伤,如爆炸、自然灾害、重物挤压、工业交通事故等。这类损伤伤情严重而复杂,多伴有骨盆骨折、盆腔内多脏器损伤。骨盆骨折的碎片可戳穿直肠;腹部钝性暴力的冲击可将结肠内的气体瞬间挤压入直肠内,导致直肠爆裂,大便污染重;骑跨性损伤,可导致会阴撕裂并延及肛管直肠。

(3)医源性伤:多见于结、直肠镜检查,直肠内局部肿物切除或活检手术等,盆腔会阴手术、妇科手术及膀胱镜手术等均可导致直肠肛门损伤。

95%的直肠肛门损伤属于穿透性损伤,其中在西方国家70%为枪弹伤,在我国多为事故性伤和刀刺伤,约4%的为钝性暴力伤,1%为其他原因导致的。但是,近年来,医源性和性游戏导致的直肠损伤逐渐增多。

**二、病理**

如上所述,从致伤因子的物理特性上导致的损伤主要包括穿透性损伤和钝性损伤,引起的组织损伤类型包括刺伤、挫伤、挫裂伤等。不同原因所导致的直肠肛管及周围组织损伤类型不一样,但一个致伤因素可能会合并多种不同的组织损伤类型。直肠肛管部位的损伤具有以下特点:直肠内容物细菌多,直肠周围间隙疏松组织的血液循环差,损伤后极容易感染;钝性暴力损伤或复杂性穿透伤等,常伴有骨盆骨折、泌尿生殖系统损伤和大出血等,紧急处理上极为复杂;复杂性损伤的后期并发症很多,如畸形、内外瘘、大小便失禁和肛门、尿道狭窄等,严重影响生活质量。

病理变化随损伤原因、程度、性质、累及的范围和器官、时间等各不相同。简单的刺伤、医源性损伤、直肠异物伤等的损伤轻微,范围局限。复杂的刺伤、火器伤、肛门插入伤等,可以导致盆腔内的膀胱、尿道、阴道等穿透性损伤,甚至盆腔内的大血管、骶前静脉丛等破损。钝性暴力导致的直肠肛门区域的损伤性质复杂,穿刺伤、挫伤和挫裂伤等多种组织损伤并存,往往伴有骨折、多器官伤和大血管破裂等,甚至出现组织的毁损,发生大出血、休克,盆腔内巨大血肿,粪便和尿液严重污染等。腹膜返折以上的直肠损伤,粪便、血液、尿液等可以进入腹腔,导致腹膜炎。腹膜返折以下的直肠损伤可以导致直肠周围间隙感染、脓肿,很容易导致蜂窝织炎、坏死性筋膜炎、脓毒血症等。会阴肛管损伤可以导致肛门括约肌损伤,出现肛门失禁。直肠外瘘、直肠膀胱瘘或直肠阴道(尿道)瘘是直肠损伤后的常见并发症。

### 三、诊断

对于直肠肛管损伤患者,特别是有盆腔受到钝性暴力损伤的重危患者,在初期诊断评估的时候,同样需要按照高级创伤生命支持(advanced trauma life support,ATLS)所推荐的流程进行紧急抢救和详细的分析评估,四边原则(边复苏、边调查、边评估、边处置)贯穿整个外伤患者的紧急救治全程,选择各种创伤评分系统对整体或局部的损伤严重程度进行量化评定。腹膜返折以下的开放性损伤,诊断不难。但是闭合性的损伤或伴有骨盆内其他脏器的损伤,往往容易被其他脏器的损伤症状所掩盖,容易忽略而延误诊治。

#### (一)病史及临床表现

在询问收集病史的时候,要尽可能了解清楚致伤的原因、地点,有利于分析受伤的程度、范围和严重程度。腹膜返折以上的直肠损伤有腹膜炎的表现,而局限在腹膜返折以下的直肠、肛门部位的损伤一般表现为肛门区域所谓疼痛、伤口内流血或流出粪便。有大出血的时候,并可能伴有休克,有合并伤的时候可有相应脏器损伤的表现。

#### (二)伤情检查

伤情检查包括下腹部和会阴骶尾区域的视诊、检查伤口和伤道、直肠指检等。伤道的入口、出口、方向、大小和行径等可以帮助判断有无直肠伤和损伤程度,还有助于了解膀胱、尿道、阴道等有无损伤。直肠指检是最有价值的检查方法,可以发现直肠损伤的部位、伤口大小、周围间隙的积血积液情况,可以初步了解有无合并骶尾骨骨折、膀胱和前列腺的损伤及其程度。

### (三)肛门直肠镜检查

在患者情况允许的情况下,可以用直肠镜或乙状结肠镜等直视下检查,可以看清损伤的部位、范围及严重程度。

### (四)影像检查

腹部立位平片可以查看腹腔内游离气体。超声探查腹腔内和盆腔陷凹内的积液。骨盆的 X 线平片可以判断骨盆骨折的情况、存留的金属异物等。平扫加增强的 CT 检查可以发现骨折部位、盆腔间隙和软组织内的气体影、血肿或积液等。MRI 检查对诊断肠壁、膀胱、前列腺、尿道等的破损等具有重要意义。

### (五)其他

局限在腹膜返折以上的直肠损伤,可以选择腹腔穿刺、腹腔灌洗,甚至腹腔镜和剖腹探查。

### (六)伤情评估

直肠肛管损伤,尤其是合并有其他脏器损伤的重症患者,同样需要进行整体的和局部的伤情评估。选择各种评估工具进行量化评分,包括 PHI、CRAMS、AIS-90、TRISS、ASCOT、APACHE Ⅱ 等。针对直肠的损伤,常用的评估系统有:器官损伤记分(organ injury scaling,OIS)。每一个损伤的器官都有相应的评估标准,如果合并骨盆骨折的也有相应的评价工具。

## 四、治疗

### (一)直肠肛管损伤手术治疗概论

相对于结肠损伤来说,直肠损伤比较少见,所以这方面的研究资料比较少,仅有的十余篇研究文献,也多为回顾性分析,样本量少,证据水平低。治疗原则、治疗方法的理念更新没有结肠损伤的变化大。过去对于直肠损伤手术总结出了4D 原则:粪便转流(diversion),引流(drainage),直接修补(direct repair),直肠冲洗(distal washout)。现在有学者对早期的造口转流提出了质疑,主张非造口的直接修补。但是因为研究少,大多报道的还属于个人经验,没有被广泛接受。会阴造瘘挂线加一期缝合修补术治疗创口位置不高,创缘较整齐,创道失活组织不多,就诊及时,局部炎症反应轻的直肠阴道穿透伤是一种比较理想的手术方法,该术式作为非造口直接修补术的改良,弥补了前者无局部引流的弊端,可以规避修补失败的风险,本节稍后将专门介绍这一改良术式。一般认为,伤情简单的穿透伤可以做非造口的修补缝合,位于腹膜返折以上的直肠损伤可以按照结肠损伤的处理原则和方法,但是腹膜外的复杂性直肠损伤,因为发生感染后所导致的并发症严重、病死率高,所以还是应该遵循原来的4D手术原则,尤其是强调早期造口的重要性。在4D的手术方法中,针对每一个患者的具体情况进行选择运用,如很多直肠的损伤,做粪便转流以后,并不需要缝合修补直肠的破口,旷置损伤部位待其自行愈合。对于重症直肠肛管损伤患者,运用损伤控制技术的理念,可以减低并发症和病死率。患者病情危重、休克,紧急情况下控制大出血和粪便污染,患者稳定后才进行二次彻底性手术。

### (二)手术处理原则

腹膜返折以上的直肠损伤,原则上同结肠损伤的处理原则。腹膜返折以下的直肠肛门损伤,手术原则:①积极进行早期彻底手术,而对于复杂重症患者,遵循损伤控制外科的理念,选择损伤控制性的分次手术。②清除失活或失能的组织,干净彻底的冲洗污染,充分引流。③手术方式的选择要考虑到所有的高危因素,存在高危因素的患者要积极施行粪便转流手术(造口),而直肠修复、引流和冲洗可以根据患者情况、医师经验选择。

### (三)手术方法

累及腹膜返折以上的直肠损伤,采用结肠损伤的手术和处理方式。这里仅介绍在腹膜返折以下损伤(没有腹膜炎和感染)的手术选择。

(1)损伤的处理:①对毁损性的直肠会阴损伤,这种患者的病情往往比较危重,多伴有骨盆骨折、盆腔内大出血和多个器官的损伤,所以要选择损伤控制手术,紧急情况下止血、并控制大便的继续污染,经复苏抢救后,延迟12～48小时再次进行二次手术,毁损组织要予以清除或切除,可选择Hartmann手术方式。②对比较严重的直肠穿透性损伤,存在高危因素和盆腔内多个器官损伤(如膀胱、尿道、阴道等),要考虑粪便转流(造口),减少术后并发症,损伤局部可以修补或旷置。③对较轻的直肠穿透性损伤,如医源性损伤,可以经肛门进行修补。④单纯性的肛管括约肌的断裂或撕裂,可以一期将断端缝合、置引流,一般效果满意。⑤如果括约肌损伤严重、挫裂,将局部清创以后,行乙状结肠造口,为二期修补创造条件。

(2)粪便转流:直肠和会阴的损伤,多选择乙状结肠造瘘,并且是严重损伤的成败关键措施。也有人选择横结肠和回肠造口。粪便转流的指征:严重的直肠毁损伤；严重的会阴肛门括约肌损伤；存在高危因素（休克、输血量大、重度污染、受伤时间已较长、有合并疾病、高龄等）的直肠肛门部损伤；骨盆有骨折、盆腔内大血肿、膀胱及阴道等损伤并与直肠相交通等。

（3）骶前引流：当有直肠及周围组织器官严重损伤、骨盆骨折、粪便污染重，除了要彻底清洗、祛除坏死组织，良好的引流也很重要，可以预防盆腔脓肿、感染坏死性筋膜炎、脓毒血症等严重并发症。可以从两侧的坐骨直肠窝戳开，置入2～3根引流管到骶前间隙内，紧邻直肠破损修补的地方。

（4）冲洗：术中的直肠冲洗和术后的骶前间隙的冲洗，可以减少感染的机会。直肠冲洗的方法：从乙状结肠造口的远端置入一根冲洗管，扩肛后用肛门镜撑开肛门，在术中将直肠内的粪便彻底冲洗干净。在安置骶前引流管的时候，可以置入负压双套管，术后持续用生理盐水冲洗污染的间隙。

**（四）介绍会阴造瘘挂线加一期缝合修补术治疗直肠阴道穿透伤**

（1）临床资料：本组6例患者系已婚经产妇，年龄25～33岁（平均26.5岁）；均为指抠性侵致直肠阴道穿透伤，创口纵向，创缘较整齐，阴道后壁损伤为入口，长2.6～3.1 cm（平均2.8 cm），直肠前壁损伤为出口，长1.1～1.5 cm（平均长1.3 cm），创道口下极平肛直肠环上缘，伤后就诊时间0.5～6.0小时（平均2.5小时），就诊时创伤部位均无大的活动性出血，生命体征平稳，一般情况良好。其中4例局部无明显粪便沾染和炎症反应，1例有轻度粪便沾染和炎症反应，1例粪便沾染较重但局部炎症反应轻。

（2）治疗方法。①清创处理：腰、骶或全麻成功后患者取截石位，会阴部常规消毒铺巾，阴道拉钩和两叶肛门镜充分显露阴道和直肠腔，仔细检查了解创伤情况，以0.5％碘伏溶液反复冲洗阴道后行碘伏纱布阴道填塞。将橡胶肛管轻柔上置到肛直肠环上缘以上15～20 cm的肠腔，经肛管用大量生理盐水反复冲洗，直至流出的冲洗液清亮无粪渣，继行创口以上直肠腔碘伏纱布填塞，防止粪汁外流再次污染创口。取出阴道内填塞的碘伏纱布，经阴道、经直肠术野联合行创口及创道彻底清创处理，要求通过清创术达到创口和创道清洁、组织新鲜、血运良好。再以0.5％碘伏溶液和生理盐水交替反复冲洗手术区域，重新按常规消毒铺巾。②会阴造瘘：取会阴体中点至肛门12点位放射状切口，向肛缘内直达齿状线，切开皮肤及皮下组织，在会阴体中部以尖弯血管钳钝性分开会阴中心腱，继沿着肛直肠环外缘、阴道后壁与直肠前壁之间向穿透伤创道潜行分离出一内径小于0.5 cm的隧道，形成人造肛瘘。③肛瘘挂线：在弯血管钳夹持导引下，将备好的橡皮筋自人造肛瘘内口引入，从外口引出，交叉拉紧橡皮筋的两端，紧贴肛缘皮肤切口用血管钳夹住,在血管钳下方用 7 号丝线结扎 2 道,剪去多余的橡皮筋和丝线即完成肛瘘挂线术,挂线松紧要适度,尽量控制在 10 天左右脱落。④缝合修补直肠阴道穿透伤:先在无张力条件下用 3-0 可吸收线全层间断缝合直肠壁(含部分阴道壁肌层),保持针距 0.6 cm、边距 0.3 cm。后用 3-0 可吸收线全层间断缝合阴道壁(含部分直肠壁肌层),保证创道缝合紧密,没有无效腔。取出直肠腔内填塞的碘伏纱布。⑤术后处理:术后 6 小时进普通饮食,1 周内口服麻仁丸,每天 2 次,每次 6 g,防止大便干结。保持外阴清洁,及时清洗分泌物,0.5% 碘伏溶液每天 2 次擦洗会阴部,便后用 1:5 000 高锰酸钾溶液坐浴。常规使用抗生素抗感染治疗 1 周。3 个月内禁止性生活,忌用窥器行阴道或直肠肛门检查。

(3)结果:本组病例手术时间 29～61 分钟,平均 37 分钟,患者术后疼痛较轻,未使用止痛药,无 2 次及 2 次以上扎紧挂线橡皮筋,平均住院 7 天,无伤口感染病例,挂线自行脱落时间 7～16 天,平均 11.5 天,肛缘伤口完全愈合时间 14～23 天,平均愈合时间 17 天。出院后随访 5～8 年无直肠阴道瘘发生和其他并发症。

(4)讨论:直肠阴道穿透伤属创伤性直肠阴道瘘范畴,Werner 和 Sederl(1954)观察 27 例创伤性瘘患者,13 例自动愈合。有学者认为,创伤性或医源性直肠阴道瘘具有极大的自动愈合倾向,创伤性瘘患者应常规地等待 6 个月,即使不能自行愈合,也可使瘘口周围瘢痕软化,切忌在炎症感染下急行修补术。虽然自动愈合患者数不到观察病例数的 50%,但临床不选择急诊手术修补,是因为常规的修补方法对手术条件要求较高,术前要有充分完善的肠道准备,要求以做直肠切除吻合术的肠道准备条件来对待。另外,为了术后较长时间保持肠道清洁和肠道空虚状态,往往选择临时结肠造口或短期的肠外营养。鉴于急诊病例根本不可能达到常规方法修补所要求的手术条件,且常规的直肠阴道瘘修补术对患者附加损伤大,手术操作和术后护理复杂,如果在不具备手术条件的情况下强行常规方法修补,失败的风险可想而知。两害相权取其轻,故而临床选择常规地观察等待 6 个月后,对确实不能自行愈合的患者再择期手术修补治疗。

选择的 6 例直肠阴道穿透伤患者创口位置不高,创缘较整齐,创道失活组织不多,就诊及时,局部血运良好,炎症反应轻。经过彻底清创和会阴造瘘,为以多个简单的急诊小手术组合来取代 1 个复杂的择期大手术创造了条件。这些急诊小手术组合包括会阴造瘘、肛瘘挂线术、阴道损伤修补术、腹膜外直肠损伤修补术。一般小型腹膜外直肠损伤,只行会阴引流,口服抗生素及控制排便数天即可愈合。在本组病例的治疗中,会阴造瘘和挂线的根本目的是会阴引流,能起到充分引流创道内渗液,防止直肠阴道隔间隙急性感染的作用,是阴道损伤修补术和腹膜外直肠损伤修补术成功的重要保证。同时,挂线能防止被切断的肛直肠环回缩引起肛门失禁,确保会阴人造肛瘘无并发症愈合。上述小手术不需要特殊的术前准备,相对手术条件要求较低,手术操作和术后护理简单,手术附加损伤小,疗程短,费用低,治疗成功率高。对于创口位置不高,创缘较整齐,创道失活组织不多,就诊及时,局部炎症反应轻的直肠阴道穿透伤患者,会阴造瘘挂线加一期缝合修补术是一种比较理想的治疗方法。

# 第四节　痔

痔是最常见的肛肠疾病。肛垫的支持结构、静脉丛及动静脉吻合支发生病理性改变或移位称为内痔;齿状线以下静脉丛的病理性扩张或血栓形成称为外痔;内痔通过静脉丛吻合支与相应部位的外痔相互融合称为混合痔。痔确切的发病率很难统计,很多患者已经有了临床症状但并不去就诊,任何年龄都可生痔,随年龄增长,发病率逐渐增高,痔的症状也逐渐加重。据不完全统计,痔手术占肛肠外科手术的 50％以上,是肛门手术中最基本的手术。

## 一、病因

痔的致病原因还未完全清楚,静脉回流障碍、肛垫脱垂、饮食结构和行为因素等均是导致痔症状恶化的因素。

### (一)静脉回流障碍

在正常应力情况和排便时痔充血,接着就会恢复正常,但如果患者内痔部分承受应力时间延长,如慢性便秘、妊娠、慢性咳嗽、盆腔肿物、盆底功能障碍或腹水状态等,由于腹内压增高,内痔静脉回流受阻,内痔就会持续淤血。也会呈现和慢性便秘相同的状况。门静脉高压症与痔的发生无直接关系。

### (二)肛垫脱垂

1975 年 Thomson 指出痔由肛垫形成,包含血管、结缔组织、Trietz 肌和弹性纤维构成。Trietz 肌起于联合纵肌,对痔起到支撑作用,将痔固定于内括约肌。这些支持组织一旦变弱,痔就会变得越来越有移动性并可以出现脱垂,痔脱垂后,静脉回流受阻,痔体积增大,痔支持组织就会进一步弱化,形成恶性循环。

### (三)饮食结构和行为因素

饮食结构和行为方式也是产生痔症状的因素。低纤维饮食使得大便干硬、便秘,从而使痔组织承受过多应力,使痔组织脱垂。干硬大便还能损伤局部组织,引起出血。如厕习惯和排便方式被广泛认为可以影响痔症状的进展,长时间坐便使得痔组织承受更长时间的应力。

便秘可以加重痔的临床症状,而腹泻和肠运动增快也会引起相同的结果。区别于其他因素,高龄是一个独立的影响因素,组织学证据表明 Trietz 肌随着年龄的增长,支持作用逐渐下降。

### (四)湿热学说

中医学论痔是湿热所致,大肠湿热应随粪便排出,如排出不畅,蓄积日久,肛门和直肠受其毒害,则生成痔。

## 二、分类

按痔所在解剖部位分为 3 类。

### (一)内痔

内痔发生在齿线上方、被覆直肠黏膜,常位于直肠下端左侧、右前、右后位置。根据痔的脱垂程度将痔分为 4 度:Ⅰ度——内痔位于肛管内,不脱垂;Ⅱ度——大便时内痔脱出肛门外,可自行还纳;Ⅲ度——内痔脱出,需用手协助还纳;Ⅳ度——内痔脱出无法还纳。

### (二)外痔

外痔发生在齿线下方,被覆肛管皮肤。外痔分为血栓性外痔、结缔组织性外痔、静脉曲张性外痔和炎性外痔。

### (三)混合痔

混合痔发生在齿线附近,有内痔和外痔两种特性。当混合痔逐步发展,痔块脱出在肛周呈梅花状时,称为环形痔。

## 三、临床表现

内痔可能表现为便血、脱出、疼痛、瘙痒和肛周不洁等。

### (一)便血

特征性的内痔便血为大便时鲜红色血便,患者往往描述为卫生纸染血、便盆内滴血或者喷血。内痔出血一般发生在排便结束时,由于大便损伤了增大的痔组织从而导致出血。该症状必须和血与大便混合的混合血便相鉴别,后者往往预示着结直肠恶性肿瘤。

**(二)痔脱出**

内痔内脱垂可引起便后充盈感、便急、或排便不尽感。如果内痔完全脱垂,患者会感到肛门外肿块,常常引起肛周潮湿或污染。当黏膜脱垂时,黏液、血、大便可以污染肛周。脱出的内痔可自动还纳或需用手协助还纳。

**(三)疼痛**

单纯性内痔无疼痛,可有肛门部坠胀感。如有嵌顿、感染和血栓形成则有疼痛。

**(四)瘙痒**

痔脱出时分泌物增多,刺激肛门周围皮肤,引起瘙痒。

外痔可以表现为肛周多余组织、包块、便血或者便后清洁困难,另外外痔可以引起肛周炎症,症状往往没有内痔那么严重,部分患者表现为轻微的肛门急性疼痛,这种疼痛往往在腹泻或便秘以后出现,有时也可以没有明显的诱因。

**四、诊断和鉴别诊断**

痔的诊断主要依靠病史和肛门直肠检查。

**(一)病史**

详细询问病史,包括排便习惯、便秘、腹泻、便急、便频及便血情况等。比如混合血便和排便习惯改变,往往预示着恶性病变,慢性腹泻引起肛门疼痛往往提示克罗恩病,肛周包块流脓往往提示脓肿或肛瘘,不伴有便血或脱垂的慢性肛门瘙痒往往提示皮肤炎症,大便后肛门疼痛往往提示肛裂等,如有间断性出血或肿块脱出,应想到内痔。

**(二)肛门直肠检查**

肛门直肠检查时视诊可以分辨外痔、皮赘、内痔脱出、直肠脱垂、皮肤损伤、肛裂、肛瘘、脓肿、肛管癌、皮疹或皮炎。对硬结、压痛区、包块或外痔血栓应仔细触诊。如为痔,可见突出肿块,其下部被覆皮肤,上部被覆黏膜,上方黏膜可见灰白色鳞状上皮,部分严重患者可见局部溃烂。指诊发现肛门松弛,部分患者可触及软块或纵行褶皱。

直肠镜或肛门镜检查发现在齿线上方可见曲张静脉突起或圆形痔块,红紫色,黏膜光滑,有时可见出血点或溃烂。

## 五、治疗

痔的治疗就是针对痔临床症状的治疗,由于痔组织是正常解剖结构的一部分,没有必要全部去除。痔的治疗措施分为三大类:保守治疗,包括饮食疗法和行为治疗;门诊治疗;手术治疗。治疗时应遵循以下 3 个原则:①无症状的痔无须治疗;②有症状的痔无须根治;③以非手术治疗为主。

### (一)保守治疗

在痔的初期,增加纤维进食、增加饮水、改变不良排便习惯即可改善症状,不需特殊治疗。坐浴治疗缺乏客观证据支持,然而,许多患者感到坐浴可以缓解痔的症状,考虑到坐浴成本低、风险小,还是应该继续向患者推荐坐浴疗法。

### (二)注射疗法

注射疗法是一种内痔固定技术,这种门诊治疗技术是应用化学药剂来形成局部纤维化并将痔固定于内括约肌,同时,硬化剂破坏内痔血管,使得痔缩小。临床有多种硬化剂,常见硬化剂包括 5% 苯酚植物油、5% 奎宁尿素水溶液、4% 明矾水溶液等。治疗时在齿状线近端 1～2 cm 处的内痔基底部或接近基底部注入 2～3 mL 硬化剂。硬化剂应注入黏膜下层,尽量避免注入黏膜层或肌层,后者会引起局部黏膜脱落,从而导致溃疡形成或引起剧烈疼痛。注射疗法的并发症通常是由于将硬化剂注射到了错误的解剖间隙,从而引起严重的炎性反应,形成脓肿,引起尿潴留,甚至阳痿。

### (三)红外线凝固疗法

红外线凝固疗法适用于Ⅰ度、Ⅱ度内痔,红外线凝固疗法采用红外辐射产生热量,使蛋白凝固,局部纤维化、瘢痕形成,从而将内痔固定。该疗法复发率高,且相比套扎疗法昂贵,目前临床应用不多。

### (四)胶圈套扎疗法

胶圈套扎疗法适用于Ⅰ度、Ⅱ度及Ⅲ度内痔,是一种最常用的内痔门诊治疗方法。由于其疗效好,安全性高,成本低,临床上被广泛采用。胶圈套扎术的治疗原理是通过将一个橡胶圈置入内痔根部,使痔缺血坏死,诱发炎症反应,局部纤维化,从而将内痔固定。胶圈套扎器种类很多,主要有牵拉套扎器和吸引套扎器两类。一次套扎多个痔核是安全的,没有证据表明会明显增加术后并发症。但一次性套扎多个痔核术后相对较痛,出于这个原因,一些外科医师会选择先套扎一个痔核,间隔一段时间后,再套扎更多的痔核。

### (五)手术治疗

#### 1.痔切除术

对于非手术治疗无效、症状进行性加重、不适合非手术治疗或外痔严重需要手术切除的患者及合并其他肛门直肠疾病的患者,如肛裂、肛瘘或脓肿,此时应行痔切除术。另外,无法忍受门诊治疗或抗凝治疗的患者需要确切止血时也适合手术治疗。外科手术治疗方法主要有痔切除术和吻合器痔上黏膜环切术(PPH 术),对于血栓性外痔,采用血栓剥离术。

痔切除术的安全性和有效性经受了数十年的考验,相对于其他治疗方法,仍是手术的标准。痔切除术的方法很多,根据切除痔核后肛管直肠黏膜及皮肤是否缝合分为开放式和闭合式痔切除术两大类。由于闭合式痔切除术存在伤口愈合不良需要再次敞开的风险,目前国内主要采用开放式痔切除术,具体方法如下:取截石位、折刀位或侧卧位,骶管麻醉或局麻后扩肛至 4~6 指,充分显露痔块,钳夹提起痔块,取痔块基底部两侧皮肤 V 形切口切开,将痔核与括约肌剥离,根部钳夹后贯穿缝扎,离断痔核。齿状线以上黏膜用可吸收线缝合,齿状线以下皮肤创面用凡士林纱布填塞,丁字带加压包扎。

#### 2.PPH 术

PPH 术主要适用于Ⅲ～Ⅳ度内痔、多发混合痔、环状痔及部分合并大出血的Ⅱ度内痔。另外,对于直肠黏膜脱垂、直肠内套叠及Ⅰ～Ⅱ度直肠前突的患者,也适用于该术式。其方法是通过吻合器环形切除齿状线上 2 cm 以上的直肠黏膜 2~3 cm,从而将下移的肛垫上移并固定。目前该术式已在国内外广泛应用,临床疗效良好。对于不需要完全环形切除直肠黏膜的患者,可采用经该术式改进的选择性痔上黏膜切除术(TST 术)。

#### 3.血栓性外痔剥离术

该术式特异性针对血栓性外痔,于局麻下梭形切开痔表面皮肤,通过挤压或剥除的方式将血栓清除,伤口可一期缝合,但大多数外科医师选择伤口内填塞凡士林纱布后加压包扎。

#### 4.其他治疗方法

如内痔插钉术、内痔扩肛术、环状切除术(Whitehead 术)及冷冻疗法等由于疗效及安全性等原因,在临床上已逐步被淘汰。

### (六)手术后并发症的预防与处理

痔切除术后常见并发症包括尿潴留,出血,粪便嵌塞,肛门狭窄,肛门失禁,以及感染等。

**1.尿潴留**

由于麻醉、术后疼痛、肛管内填塞纱布、前列腺肥大等因素,术后尿潴留发生率较高。手术后限制液体,尽早取出肛管内纱布,会阴部热敷,鼓励患者站立排尿等方式可减少尿潴留,也可皮下注射新斯的明,必要时导尿。

**2.出血**

术后严重迟发性出血不到5%,但出血仍是常见的痔切除术后并发症。原发性出血是指手术后48小时内出血,这可能更多和技术因素相关。而迟发性出血主要考虑与感染有关。针对大量出血,需在麻醉下找到出血点,结扎或缝合止血。如弥漫性出血,可采用压迫止血,同时补液及抗感染治疗。

**3.粪便嵌塞**

因肛门部疼痛不敢排粪,导致直肠内蓄积粪块。手术后半流质粗纤维饮食,口服液状石蜡,可防止便秘。一旦出现粪便嵌塞时可采用液状石蜡保留灌肠,然后用盐水灌肠,必要时手辅助排便。

**4.肛门狭窄**

肛门狭窄多因过多切除肛门部皮肤或结扎过多黏膜引起。术后10天左右开始扩肛,每周1~2次,直至大便恢复正常。

**5.肛门失禁**

肛门失禁多因括约肌损伤过多、大面积损伤黏膜致排便反射器破坏、肛门及周围组织损伤过重至瘢痕形成,肛门闭合功能不全等引起。术中尽量减少组织损伤,避免大范围瘢痕形成,注意保留足够的黏膜皮肤,保留排便感受器,预防术后肛门失禁。对于完全性肛门失禁可行手术治疗,但疗效欠佳。

# 第五节 肛 瘘

肛瘘是肛管或直肠与肛周皮肤相通的肉芽肿性管道,经久不愈或间歇性反复发作是其特点。早在公元前5世纪Hippocrates著文及1376年John和1612年Lowe等著文讨论关于肛瘘的诊治方法以来,肛瘘的发病率不见下降,复杂性肛瘘的处理依然困难,肛瘘手术导致的肛门失禁等并发症仍有发生,故仍需重视。

## 一、病因及病理

除外先天性、肿瘤及外伤等，直肠肛管感染是肛瘘的主要病因。感染有特异性感染，如结核、克罗恩病、放线菌病及性病等；非特异性感染则多由肛腺隐窝炎症所致。

解剖学显示有两类肛腺起自直肠窦下部，一类是黏膜下层的单纯腺体结构，另一类是穿入肌层的腺体分支管，也称肌内肛腺，其数目在 6～8 个，该肛腺主要导管多向外下方穿入内括约肌，Lockhart Mummery 认为这些腺体提供的肠道细菌是引起直肠周围脓肿的途径。肛管感染是沿内、外括约肌行走的肛管纵肌向直肠肛管周围组织蔓延的。肛腺的数目、深度和形态变异很大，半数的肛管可见肛腺管，其中 33％穿入内括约肌，10％的导管壁有黏液生成细胞，导管的开口位于肛管的后方，这也就是肛瘘多发于后位的原因。位于肌层内的肛腺和具有黏液分泌功能者一旦发生感染尤易形成肛瘘。Seow-Choen 分析肛瘘管道肉芽组织的细菌学调查，发现大肠埃希菌、肠球菌和脆弱类杆菌是主要的需氧菌和厌氧菌。Goliger 认为肛腺隐窝感染学说并不能完全阐明肛瘘的发病过程，因为肛瘘肉芽组织中细菌量不多，毒力也不大。

总之，肛腺与肛瘘之间的关系至今仍未完全明确，但从肛管、直肠周围脓肿的两种不同类型来看，一类是肛腺与肛瘘有关的原发性急性肛腺肌间瘘管性脓肿，另一类是肛腺与肛瘘无关的急性非肛腺瘘管性脓肿。前一类肛管直肠周围脓肿经破溃或切开引流后，脓腔缩小，形成迂曲的管道，外口缩小，成为肛瘘。肛瘘有内口、外口、瘘管及支管。内口是引起肛瘘的感染入口，多在肛窦内或附近，肛管后部中线两侧多见。有人称肛隐窝炎为肛瘘的伴发症或前驱病。肛隐窝炎好发于肛管后正中，这是因为该部位有较多且明显的隐窝，形似漏斗，易受粪便的刺激，肠腔内病原体可渗透到隐窝底部肛腺开口处，导致腺管水肿、阻塞而使炎症扩散。

肛瘘的主要瘘管是原发内、外口之间的瘘管，管道有弯有直，可浅可深，大多数瘘管行走在内、外括约肌之间，有的经过外括约肌进入坐骨肛门窝内，少数有分支。如主要瘘管引流不畅，可引发周围脓肿，破溃后形成小瘘管。外口是肛管直肠脓肿破溃或切开引流部位，在肛周皮肤上，大多靠近肛门。由于细菌不断通过内口进入瘘管，瘘管迂曲引流不充分，管壁由肉芽和纤维组织构成，故难以自行愈合。一般单纯性肛瘘只有一个内口和一个外口，这种类型最为多见，若外口暂时封闭,引流不畅,可继发脓肿,脓肿可向其他部位破溃形成另一外口。如此反复发作,可使病变范围扩大形成多个外口,这种肛瘘称为复杂性肛瘘。

肛瘘的发病及其发展:内口是感染的入口,已被公认,瘘管久治不愈是由于不断有感染来自内口,因此手术时正确寻找内口、切开或切除内口同时保护肛门括约肌功能是治愈肛瘘的关键。

## 二、分类

肛瘘的分类方法很多,常用的有 Goodsall 分类法、Milligan 分类法、Goligher 分类法、Steltzner 分类法和 Parks 分类法等。目前临床上最常用的是 Parks 分类法,该分类法对指导手术很有帮助。

Parks 分类法共分成括约肌间瘘(再分成单纯性、高位盲管、高位直肠瘘口和无会阴瘘口等几种)、经括约肌瘘(在高位或低位穿入外括约肌,又分成非复杂性和高位盲管两种)、括约肌上瘘和括约肌外瘘 4 种。

### (一)括约肌间瘘

括约肌间瘘多为低位肛瘘,最常见,占 70% 左右,为肛管周围脓肿的结果。瘘管穿过内括约肌间在内、外括约肌间下行,开口于肛缘皮肤。

### (二)经括约肌瘘

经括约肌瘘可分高、低位的肛瘘,占 25% 左右,多为坐骨肛门窝脓肿的结果。瘘管穿过内括约肌和外括约肌深、浅部之间,外口有一个或数个,并有分支相互沟通,外口距肛缘较近。

### (三)括约肌上瘘

括约肌上瘘为高位肛瘘,较少见。瘘管向上穿过肛提肌,然后向下经坐骨肛门窝穿出皮肤。因瘘管常累及肛管直肠环,故手术需分期进行。

### (四)括约肌外瘘

括约肌外瘘最少见,为骨盆直肠脓肿合并坐骨直肠脓肿的后果。瘘管穿过肛提肌而直接与直肠相通。这类肛瘘常见于克罗恩病或由外伤所致。

## 三、临床表现和诊断

肛瘘常有肛周脓肿自行破溃或切开引流的病史,此后伤口经久不愈,成为肛瘘的外口。主要症状为溢脓,脓液多少与瘘管长短及病程长短有关,有时瘘口暂时封闭,脓液积聚,可出现局部肿痛伴发热,以后封闭的瘘口破溃,又排出脓液。如此反复发作可形成多个瘘管互相沟通。少数患者可由外口排出粪便和气体。

肛门皮肤因脓液刺激常感瘙痒、变色和增厚,甚或并发慢性湿疹。

外口常在肛周皮肤表面,凹陷或隆起,挤压有脓液流出,浅部的瘘管可在皮下摸到硬的条索,由外口通向肛门。高位肛瘘位置较深,不易摸到瘘管,且外口常有多个。如肛门左、右侧均有外口,应考虑为马蹄形肛瘘,这是一种特殊类型的肛瘘,瘘管围绕括约肌,由一侧坐骨肛门窝通向对侧,或呈半环形,如蹄铁状,在齿状线附近有一个内口,外口数目较多,位于肛门左右两侧。

诊断时需明确瘘管的走向,尽可能找到瘘管内口,方法有以下几种。

### (一)直肠指诊

直肠指诊可初步了解内口位置、有无分支及其类型,指诊时可摸到内口似硬结,有压痛,按压后见脓液排出。

### (二)肛镜检查

仔细检查齿状线上下,注意肛窦有无充血、凹陷或排脓,对可疑存在的内口可用探针探查以明确诊断。

### (三)探针检查

可用探针探查瘘管的行径、方向和深浅。探针应细而软,从外口插入后沿管道轻轻探入,不可用力,以免探针穿破瘘管壁引起感染或假道。

### (四)注入亚甲蓝染料

把 5% 亚甲蓝溶液自瘘管外口注入瘘管内,观察事先放入肛管直肠内白纱布上的染色部位以判断内口位置。对于复杂肛瘘患者有一定帮助。

### (五)瘘管造影术

向瘘管内注入 30%～40% 的碘甘油或复方泛影葡胺,X 线摄片可显示瘘管的部位、走向及分布。目前由于准确率不高,存在假阳性可能,故临床应用较少。

### (六)Goodsall 规律

在肛门中间画一横线,若肛瘘外口在横线前方,瘘管常呈直型,呈放射状分布;若外口在横线后方,瘘管常呈弯型,内口多在肛管后正中肛隐窝处。

### (七)经肛门腔内超声检查

对确定肛瘘分类及内口位置有一定作用,但准确率较 MRI 略低。另外,腔内超声可用于判断肛门括约肌完整性和寻找较小的括约肌间脓肿。

### (八)MRI 检查

MRI 检查可能是目前诊断肛瘘最为理想的手段之一,可在术前明确肛瘘类型,排除复发性肛瘘可能存在的其他原因。对复杂性肛瘘、马蹄形肛瘘和手术处理困难的病例,MRI 检查有其优势且准确率高,临床正确使用 MRI 检查尚可提高手术成功率,并有效监测复杂性肛瘘的治疗效果。

### 四、治疗

肛瘘形成后不能自愈,需采用手术治疗。对有些复杂性或复发的肛瘘,如明确合并有结核、克罗恩病、放线菌病及性病时,需积极治疗合并的疾病,否则仅用手术不易治愈。手术方法是将瘘管切开,必要时将瘘管周围瘢痕组织同时切除,敞开创面以利于愈合。同时必须确定内口,并完全切除之,以防复发。根据瘘管深浅、曲直度及其与肛管括约肌的关系选用肛瘘切开、切除术或挂线疗法等治疗。非手术治疗包括热水坐浴,应用抗菌药物及局部理疗,但只适用于脓肿初期及术前准备时。

#### (一)肛瘘切开术

该手术适用于低位肛瘘。手术时充分敞开瘘管,利用肉芽生长使创口愈合。手术中先要确定内口位置,用探针检查或由外口注入亚甲蓝,也可在探针引导下边切开瘘管边逐步探查直至找到内口为止。弄清瘘管与肛管直肠环的关系,如探针在环下方进入,可全部切开瘘管而不引起肛门失禁。如探针在环上方进入直肠(如括约肌上瘘或括约肌外瘘),则不可将瘘管全部切开,应用挂线疗法或分期手术。第一期将环下瘘管切开,环上瘘管用挂线扎紧;第二期等大部分外部伤口愈合后,肛管直肠环已粘连固定,此时再沿挂线处切开肛管直肠环。术中应切除边缘组织及瘘管壁上的腐烂肉芽,使伤口呈底小口大的 V 字形,以便创口由深向浅愈合。

#### (二)肛瘘切除术

肛瘘切除术适用于瘘管壁较硬的低位肛瘘。术中先确定内口,明确瘘管与肛管直肠环的关系,用组织钳夹住外口的皮肤,从外向内将瘘管壁及周围瘢痕组织一同切除;创面完全敞开或部分缝合,止血后填入碘仿纱条或凡士林纱布。

#### (三)挂线疗法

该方法适用于高位肛瘘或老年人有肛门手术史及肛管括约肌功能不良者,以及瘘管走向与括约肌关系不明确的患者。

挂线疗法有两个目的:①松结扎以供引流之用,或用以刺激瘘管壁周围产生炎症并发生纤维化,或标记瘘管。②紧紧结扎挂线以缓慢切割管壁,使被结扎的括约肌发生血运障碍,逐渐受压并坏死,并使基底创面逐渐愈合。

此法的优点是肛管括约肌虽被切割,但不会收缩过多而改变位置,一般不会引起肛门失禁,术后 2 周左右被结扎组织自行断裂。

该方法成功的要点:①要准确找到内口;②伤口必须从基底部开始,使肛管内部伤口先行愈合,防止表面皮肤过早粘连封闭。应用挂线疗法治疗复杂或高位肛瘘疗效满意,仅少数患者出现肛门失禁,复发率低。

### (四)瘘管切除一期缝合术

瘘管切除一期缝合术适用于单纯性或复杂性低位肛瘘。术前需作肠道准备,术后控制排便 5～7 天,手术前、后使用抗菌药物。手术要点:①瘘管全部切除,留下新鲜创面;②皮肤及皮下脂肪不宜切除过多,便于伤口缝合;③伤口要缝合对齐,不留无效腔;④术中严格无菌操作,防止污染。

### (五)视频辅助治疗肛瘘

视频辅助治疗肛瘘(VAAFT)是 Meinero 等在 2006 年提出的一种既可用于诊断,又可用于治疗复杂或高位肛瘘的新的微创手术方式,通过肛瘘镜直观地找到内口,在视频下准确处理内口,然后由内向外清除瘘管。通过对 136 例经VAAFT 治疗的肛瘘患者随访,术中内口发现率达 82.6%,术后一年治愈率达87.1%,未发现并发症。目前国内对该技术应用还较少,远期疗效还需进一步观察。但 VAAFT 对于肛瘘外科治疗器械的改进有一定的价值,有望为肛瘘的微创治疗开辟一条新的途径。

# 第六节　肛　　裂

肛裂是齿状线下肛管皮肤层裂伤后形成的纵向缺血性溃疡,呈梭形或椭圆形,常引起剧烈疼痛,反复发作,难以自愈。肛裂绝大多数是在肛管后正中线上。

肛裂分急性和慢性两种。急性肛裂病史短,裂口创面新鲜,色红,基底浅平,无瘢痕形成。慢性肛裂病史长,裂口色苍白,基底深,底部肉芽组织增生、裂口上端常见肥大肛乳头,下端皮肤水肿增生形成前哨痔。此三者被称为肛裂三联症。慢性肛裂用非手术治疗很难痊愈。

## 一、病因

肛裂的发生可能与肛管的特殊解剖有关,肛管外括约肌在肛门后方形成肛尾韧带,该韧带的血供及伸缩性差。肛管向后、向下形成肛管直肠角,排便时肛管后侧所承受压力较大,在后正中位处易受损伤。慢性便秘患者,因大便干硬,排便时用力过猛,容易损伤肛管皮肤。如此反复损伤会使局部裂伤深及皮肤全层,形成一慢性溃疡。此外,齿状线附近的慢性感染,如肛窦炎等向下发展形成皮下脓肿,脓肿破溃后即形成慢性溃疡。

近来研究发现,肛裂的形成与内括约肌痉挛有关。内括约肌痉挛导致肛管压力增高,引起肛管在后壁本身血供差的基础上缺血症状加重。

## 二、症状与诊断

肛裂常见于中、青年人,常见症状为疼痛、便秘和便血,疼痛是肛裂的主要症状。排便时肛管扩张、干硬的粪块直接刺激肛裂溃疡面的神经末梢及排便后肛管括约肌的长时间痉挛,导致了患者排便时和排便后肛门的剧烈疼痛,患者因肛门疼痛而不愿大便,久而久之引起便秘并使便秘加重,便秘后更为干硬的粪块通过肛管,使肛裂进一步加重,如此形成恶性循环。出血也是肛裂的常见症状,色鲜红,但出血量不多,仅见于粪便表面或在便纸上发现,很少发生大出血。

根据上述典型症状,结合体检发现肛管后正中位上的肛裂溃疡创面或肛裂三联症,即可明确诊断。若侧方有肛裂或患多处裂口,应考虑克罗恩病、溃疡性结肠炎、结核病、白血病、AIDS 或梅毒的可能。如溃疡创面经适当的治疗后难以愈合,则有必要行活检以排除恶性肿瘤。

## 三、治疗

对肛裂的治疗原则是软化、通畅大便,制止疼痛,解除括约肌痉挛,促进溃疡创面愈合。具体需根据急、慢性肛裂来选择不同的治疗方案。浅表的急性肛裂可采用非手术治疗,多能治愈;慢性肛裂者多需手术治疗。

### (一)非手术治疗

#### 1.坐浴、照射

急性肛裂患者可通过软化大便,保持大便通畅,局部用浓度为 1∶5 000 高锰酸钾温水坐浴,或局部红外线、微波照射进行治疗。肛裂创面可用 20% 的硝酸银烧灼以利于肉芽组织生长。疼痛甚者,局部涂以镇痛油膏。

#### 2.药物治疗

期望通过药物缓解内括约肌痉挛,改善局部血供,达到肛裂溃疡愈合的目的。由此诞生了几类有化学性内括约肌切开术作用的药物。

(1)一氧化氮供体:其代表药物为硝酸甘油膏(GTN),局部应用可降低肛管压力,使肛管的血管扩张。主要不良反应是头痛。耐受性和依从性差是影响疗效的重要因素。

(2)钙通道阻滞剂:通过限制细胞的钙离子内流降低心肌和平滑肌的收缩力,从而降低肛门内括约肌张力。常用的有硝苯地平和地尔硫革。硝苯地平局部应用与肛门内括约肌侧切术相比,治愈率分别为93%和100%。但口服钙通道阻滞剂治愈率低,且会出现较多的不良反应。

(3)肉毒杆菌毒素(BT):其注射治疗肛裂的主要机制是阻断神经和肛门内括约肌的联系,缓解内括约肌痉挛,降低肛管压力。1990年始用于肛裂的治疗。有研究将其与硝酸甘油膏、地尔硫革软膏进行治疗比较,三者的治愈率相近,应用肉毒杆菌毒素的复发较多。主要不良反应是暂时性的肛门失禁。

慢性肛裂的药物治疗大部分学者认为应首选GTN,GTN治疗失败时采用BT注射疗法。

**(二)手术治疗**

1.肛管扩张术

该手术适用于急、慢性肛裂不伴有肛乳头肥大或"前哨痔"者。局麻下进行,要求扩肛逐步伸入4~6指,以解除括约肌痉挛。优点是操作简便,不需特殊器械,疗效快,术后只需每天坐浴即可。但此法可并发出血、肛周脓肿、痔脱垂及短时间大便失禁,并且复发率较高。

2.肛裂切除术

切除肛裂及周围瘢痕组织,使之形成一新鲜创面而自愈。全部切除"前哨痔"、肛裂和肛乳头肥大,并切断部分内括约肌。目前此法仍常采用,优点是病变全部切除,引流畅,便于创面从基底愈合;缺点是创面大,伤口愈合缓慢。

3.内括约肌切断术

基于慢性肛裂患者内括约肌张力过高的学说,内括约肌发生痉挛及收缩是造成肛裂疼痛的主要原因,故可用括约肌切断术治疗肛裂。自1959年Eisen-hammer提出侧位内括约肌切断术以来,该手术已成为慢性肛裂的首选手术方法。但术者必须有熟练技术,掌握内括约肌切断的程度,否则可能造成肛门失禁的不良反应。方法有下列两种。

(1)侧位开放式内括约肌切断术:在肛管一侧距肛缘1.0~1.5 cm做约1 cm的横切口,确定括约肌间沟后用弯血管钳由切口伸到括约肌间沟,显露内括约肌后,直视下用电刀切断内括约肌,并切取一小段肌肉送活检,两断端严密止血。可一并切除肥大肛乳头和"前哨痔"。此法优点为直视下手术,切断肌肉完全,止血彻底,并能进行活组织检查。

(2)侧位皮下内括约肌切断术:摸到括约肌间沟,用小尖刀刺入内、外括约肌之间,由外向内将内括约肌切断。此法优点是避免开放性伤口,痛苦少,伤口小,愈合快;缺点是肌肉切断不够完全,有时易并发出血。

上述各术式有各自的特点,二者在治愈率和失禁率方面无明显差异。术者应根据患者病情及自身情况酌情选用。

# 第六章 肝 脏 疾 病

## 第一节 肝 脓 肿

### 一、细菌性肝脓肿

#### (一)流行病学

细菌性肝脓肿通常指由化脓性细菌引起的感染,故亦称化脓性肝脓肿。本病病原菌可来自胆管疾病(占 16%～40%),门静脉血行感染(占 8%～24%),经肝动脉血行感染报道不一,最多者为 45%,直接感染者少见,隐匿感染占 10%～15%。致病菌以革兰阴性菌最多见,其中 2/3 为大肠埃希菌,粪链球菌和变形杆菌次之;革兰阳性球菌以金黄色葡萄球菌最常见。临床常见多种细菌的混合感染。细菌性肝脓肿 70%～83% 发生于肝右叶,这与门静脉分支走行有关。左叶者占 10%～16%;左右叶均感染者为 6%～14%。脓肿多为单发且大,多发者较少且小。少数细菌性肝脓肿患者的肺、肾、脑及脾等亦可有小脓肿。尽管目前对本病的认识、诊断和治疗方法都有所改进,但病死率仍为 30%～65%,其中多发性肝脓肿的病死率为 50%～88%,而孤立性肝脓肿的病死率为 12.5%～31.0%。本病多见于男性,男女比例约为2:1。但目前的许多报道指出,本病的性别差异已不明显,这可能与女性胆管疾病发生率较高,而胆源性肝脓肿在化脓性肝脓肿发生中占主导地位有关。本病可发生于任何年龄,但中年以上者约占 70%。

#### (二)病因

肝由于接受肝动脉和门静脉双重血液供应,并通过胆管与肠道相通,发生感染的机会很多。但是在正常情况下由于肝的血液循环丰富和单核吞噬细胞系统的强大吞噬作用,可以杀伤入侵的细菌并且阻止其生长,不易形成肝脓肿。但是如各种原因导致机体抵抗力下降时,或当某些原因造成胆管梗阻时,入侵的细菌便可以在肝内重新生长引起感染,进一步发展形成脓肿。化脓性肝脓肿是一种继发性病变,病原菌可由下列途径进入肝。

1.胆管系统

这是目前最主要的侵入途径,也是细菌性肝脓肿最常见的原因。当各种原因导致急性梗阻性化脓性胆管炎,细菌可沿胆管逆行上行至肝,形成脓肿。胆管疾病引起的肝脓肿占肝脓肿发病率的21.6%~51.5%,其中肝胆管结石并发肝脓肿更多见。胆管疾病引起的肝脓肿常为多发性,以肝左叶多见。

2.门静脉系统

腹腔内的感染性疾病,如坏疽性阑尾炎、内痔感染、胰腺脓肿、溃疡性结肠炎及化脓性盆腔炎等均可引起门脉属支的化脓性门静脉炎,脱落的脓毒性栓子进入肝形成肝脓肿。近年来由于抗生素的应用,这种途径的感染已大为减少。

3.肝动脉

体内任何部位的化脓性疾病,如急性上呼吸道感染、亚急性细菌性心内膜炎、骨髓炎和痈等,病原菌由体循环经肝动脉侵入肝。当机体抵抗力低下时,细菌可在肝内繁殖形成多发性肝脓肿,多见于小儿败血症。

4.淋巴系统

与肝相邻部位的感染如化脓性胆囊炎、膈下脓肿、肾周围脓肿、胃及十二指肠穿孔等,病原菌可经淋巴系统进入肝,亦可直接侵及肝。

5.肝外伤后继发感染

开放性肝外伤时,细菌从创口进入肝或随异物直接从外界带入肝引发脓肿。闭合性肝外伤时,特别是中心型肝损伤患者,可在肝内形成血肿,易导致内源性细菌感染。尤其是合并肝内小胆管损伤,则感染的机会更高。

6.医源性感染

近年来,由于临床上开展了许多肝脏手术及侵入性诊疗技术,如肝穿刺活检术、经皮肝穿刺胆管造影术(PTC)、内镜逆行胰胆管造影术(ERCP)等,操作过程中有可能将病原菌带入肝形成肝的化脓性感染。肝脏手术时由于局部止血不彻底或术后引流不畅,形成肝内积血积液时均可引起肝脓肿。

7.其他

有一些原因不明的肝脓肿,如隐源性肝脓肿,可能肝内存在隐匿性病变。当机体抵抗力减弱时,隐匿病灶"复燃",病菌开始在肝内繁殖,导致肝的炎症和脓肿。Ranson指出,25%隐源性肝脓肿患者伴有糖尿病。

### (三)临床表现

细菌性肝脓肿并无典型的临床表现,急性期常被原发性疾病的症状所掩盖,一般起病较急,全身脓毒性反应显著。

**1.寒战和高热**

寒战和高热多为最早也是最常见的症状。患者在发病初期骤感寒战,继而高热,热型呈弛张型,体温在38~40 ℃,最高可达 41 ℃,伴有大量出汗,脉率增快,一天数次,反复发作。

**2.肝区疼痛**

由于肝增大和肝被膜急性膨胀,肝区出现持续性钝痛;出现的时间可在其他症状之前或之后,亦可与其他症状同时出现,疼痛剧烈者常提示单发性脓肿;疼痛早期为持续性钝痛,后期可呈剧烈锐痛,随呼吸加重者提示脓肿位于肝膈顶部;疼痛可向右肩部放射,左肝脓肿也可向左肩部放射。

**3.乏力、食欲缺乏、恶心和呕吐**

由于伴有全身毒性反应及持续消耗,患者可出现乏力、食欲缺乏、恶心、呕吐等消化道症状。少数患者还出现腹泻、腹胀及顽固性呃逆等症状。

**4.体征**

肝区压痛和肝增大最常见。右下胸部和肝区叩击痛;若脓肿移行于肝表面,则其相应部位的皮肤呈红肿,且可触及波动性肿块。右上腹肌紧张,右季肋部饱满,肋间水肿并有触痛。左肝脓肿时上述症状出现于剑突下。并发于胆管梗阻的肝脓肿患者常出现黄疸。其他原因的肝脓肿,一旦出现黄疸,表示病情严重,预后不良。少数患者可出现右侧反应性胸膜炎和胸腔积液,可查及肺底呼吸音减弱、啰音和叩诊浊音等。晚期患者可出现腹水,这可能是由于门静脉炎,以及周围脓肿的压迫影响门静脉循环及肝受损,长期消耗导致营养性低蛋白血症引起。

### (四)诊断

**1.病史及体征**

在急性肠道或胆管感染的患者中,突然发生寒战、高热、肝区疼痛、压痛和叩击痛等,应高度怀疑本病的可能,做进一步详细检查。

**2.实验室检查**

白细胞计数明显升高,总数达$(1\sim2)\times10^{10}$/L 或以上,中性粒细胞在 90%以上,并可出现核左移或中毒颗粒,谷丙转氨酶、碱性磷酸酶升高,其他肝功能检查也可出现异常。

3.B超检查

B超检查是诊断肝脓肿最方便、简单又无痛苦的方法,可显示肝内液性暗区,区内有"絮状回声"并可显示脓肿部位、大小及距体表深度,并用以确定脓腔部位作为穿刺点和进针方向,或为手术引流提供进路。此外,还可供术后动态观察及追踪随访。能分辨肝内直径 2 cm 以上的脓肿病灶,可作为首选检查方法,其诊断阳性率可达 96% 以上。

4.X 线片和 CT 检查

X 线片检查可见肝阴影增大、右侧膈肌升高和活动受限,肋膈角模糊或胸腔少量积液,右下肺不张或有浸润,以及膈下有液气面等。肝脓肿在 CT 图像上均表现为密度减低区,吸收系数介于肝囊肿和肝肿瘤之间。CT 可直接显示肝脓肿的大小、范围、数目和位置,但费用昂贵。

5.其他

如放射性核素肝扫描(包括 ECT)、选择性腹腔动脉造影等对肝脓肿的诊断有一定价值。但这些检查复杂、费时,因此在急性期患者最好选用操作简便、安全、无创伤性的 B 超检查。

**(五)鉴别诊断**

1.阿米巴性肝脓肿

阿米巴性肝脓肿的临床症状和体征与细菌性肝脓肿有许多相似之处,但两者的治疗原则有本质上的差别,前者以抗阿米巴和穿刺抽脓为主,后者以控制感染和手术治疗为主,故在治疗前应明确诊断。阿米巴肝脓肿常有阿米巴肠炎和脓血便的病史,发生肝脓肿后病程较长,全身情况尚可,但贫血较明显。肝显著增大,肋间水肿,局部隆起和压痛较明显。若粪便中找到阿米巴原虫或滋养体,则更有助于诊断。此外,诊断性肝脓肿穿刺液为巧克力样,可找到阿米巴滋养体。

2.胆囊炎、胆石症

此类病有典型的右上部绞痛和反复发作的病史,疼痛放射至右肩或肩胛部,右上腹肌紧张,胆囊区压痛明显或触及增大的胆囊,X 线检查无膈肌抬高,运动正常。B 超检查有助于鉴别诊断。

3.肝囊肿合并感染

这些患者多数在未合并感染前已明确诊断。对既往未明确诊断的患者合并感染时,需详细询问病史和仔细检查,亦能加以鉴别。

4.膈下脓肿

膈下脓肿往往有腹膜炎或上腹部手术后感染史,脓毒血症和局部体征较化脓性肝脓肿为轻,主要表现为胸痛,深呼吸时疼痛加重。X线检查见膈肌抬高、僵硬、运动受限明显,或膈下出现气液平。B超可发现膈下有液性暗区。但当肝脓肿穿破合并膈下感染者,鉴别诊断就比较困难。

5.原发性肝癌

巨块型肝癌中心区液化坏死而继发感染时易与肝脓肿相混淆。但肝癌患者的病史、发病过程及体征等均与肝脓肿不同,如能结合病史、B超和 AFP 检测,一般不难鉴别。

6.胰腺脓肿

有急性胰腺炎病史,脓肿症状之外尚有胰腺功能不良的表现;肝无增大,无触痛;B超及 CT 等影像学检查可辅助诊断并定位。

(六)并发症

细菌性肝脓肿如得不到及时、有效的治疗,脓肿破溃后向各个脏器穿破可引起严重并发症。右肝脓肿可向膈下间隙穿破形成膈下脓肿;亦可再穿破膈肌而形成脓肿;甚至能穿破肺组织至支气管,脓液从气管排出,形成支气管胸膜瘘;如脓肿同时穿破胆管则形成支气管胆瘘。左肝脓肿可穿破入心包,发生心包积脓,严重者可发生心脏压塞。脓肿可向下穿破入腹腔引起腹膜炎。有少数病例,脓肿穿破入胃、大肠,甚至门脉、下腔静脉等;若同时穿破门静脉或胆管,大量血液由胆管排出十二指肠,可表现为上消化道大出血。细菌性肝脓肿一旦出现并发症,病死率成倍增加。

(七)治疗

细菌性肝脓肿是一种继发疾病,如能及早重视治疗原发病灶可起到预防的作用。即便在肝脏感染的早期,如能及时给予大剂量抗生素治疗,加强全身支持疗法,也可防止病情进展。

1.药物治疗

对急性期,已形成而未局限的肝脓肿或多发性小脓肿,宜采用此法治疗。即在治疗原发病灶的同时,使用大剂量有效抗生素和全身支持治疗,以控制炎症,促使脓肿吸收自愈。全身支持疗法很重要,由于本病的患者中毒症状严重,全身状况较差,故在应用大剂量抗生素的同时应积极补液,纠正水、电解质紊乱,给予B族维生素、维生素C、维生素K,反复多次输入少量新鲜血液和血浆以纠正低蛋白血症,改善肝功能和输注免疫球蛋白。目前多主张有计划地联合应用抗生素,如先选用对需氧菌和厌氧菌均有效的药物,待细菌培养和药敏结果明确再选用敏感抗生素。多数患者可望治愈,部分脓肿可局限化,为进一步治疗提供良好的前提。多发性小脓肿经全身抗生素治疗不能控制时,可考虑在肝动脉或门静脉内置管滴注抗生素。

2.B超引导下经皮穿刺抽脓或置管引流术

适用于单个较大的脓肿,在B超引导下以粗针穿刺脓腔,抽吸脓液后反复注入生理盐水冲洗,直至抽出液体清亮,拔出穿刺针。亦可在反复冲洗吸净脓液后,置入引流管,以备术后冲洗引流之用,至脓腔直径<1.5 cm时拔除。这种方法简便,创伤小,疗效亦满意。特别适用于年老体虚及危重患者。操作时应注意:①选择脓肿距体表最近点穿刺,同时避开胆囊、胸腔或大血管。②穿刺的方向对准脓腔的最大径。③多发性脓肿应分别定位穿刺。但是这种方法并不能完全替代手术,因为脓液黏稠,会造成引流不畅,引流管过粗易导致组织或脓腔壁出血,对多分隔脓腔引流不彻底,不能同时处理原发病灶,厚壁脓肿经抽脓或引流后,脓壁不易塌陷。

3.手术疗法

(1)脓肿切开引流术:适用于脓肿较大或经非手术疗法治疗后全身中毒症状仍然较重或出现并发症者,如脓肿穿入腹腔引起腹膜炎或穿入胆管等。常用的手术途径有以下几种。①经腹腔切开引流术:取右肋缘下斜切口,进入腹腔后,明确脓肿部位,用湿盐水垫保护手术野四周以免脓液污染腹腔。先试穿刺抽得脓液后,沿针头方向用直血管钳插入脓腔,排出脓液,再用手指伸进脓腔,轻轻分离腔内间隔组织,用生理盐水反复冲洗脓腔。吸净后,脓腔内放置双套管负压吸引。脓腔内及引流管周围用大网膜覆盖,引流管自腹壁戳口引出。脓液送细菌培养。这种入路的优点是病灶定位准确,引流充分,可同时探查并处理原发病灶,是目前临床最常用的手术方式。②腹膜外脓肿切开引流术:位于肝右前叶和左外叶的肝脓肿,与前腹膜已发生紧密粘连,可采用前侧腹膜外入路引流脓液。方法是做右肋缘下斜切口或右腹直肌切口,在腹膜外间隙,用手指推开肌层直达脓肿部位。此处腹膜有明显的水肿,穿刺抽出脓液后处理方法同上。③后侧脓肿切开引流术:适用于肝右叶膈顶部或后侧脓肿。患者左侧卧位,左侧腰部垫一沙袋。沿右侧第12肋稍偏外侧做一切口,切除一段肋骨,在第1腰椎棘突水平的肋骨床区做一横切口,显露膈肌,有时需将膈肌切开到达肾后脂肪囊区。用手指沿肾后脂肪囊向上分离,显露肾上极与肝下面的腹膜后间隙直达脓肿。将穿刺针沿手指方向刺入脓腔,抽得脓液后,用长弯血管钳顺穿刺方向插入脓腔,排出脓液。用手指扩大引流口,冲洗脓液后,置入双套管或多孔乳胶管引流,切口部分缝合。

(2)肝叶切除术适用于:①病期长的慢性厚壁脓肿,切开引流后脓肿壁不塌陷,长期留有无效腔,伤口经久不愈合者。②肝脓肿切开引流后,留有窦道长期不愈者。③合并某肝段胆管结石,因肝内反复感染、组织破坏、萎缩,失去正常生理功能者。④肝左外叶内多发脓肿致使肝组织严重破坏者。肝叶切除治疗肝脓肿应注意术中避免炎性感染扩散到术野或腹腔,特别对肝断面的处理要细致妥善,术野的引流要通畅,一旦局部感染,将导致肝断面的胆瘘、出血等并发症。肝脓肿急诊切除肝叶,有使炎症扩散的危险,应严格掌握手术指征。

### (八)预后

本病的预后与年龄、身体素质、原发病、脓肿数目、治疗及时与合理,以及有无并发症等密切相关。有人报道多发性肝脓肿的病死率明显高于单发性肝脓肿。年龄超过 50 岁者的病死率为 79%,而 50 岁以下则为 53%。手术死亡率为 10%～33%。全身情况较差,肝明显损害及合并严重并发症者预后较差。

## 二、阿米巴性肝脓肿

### (一)流行病学

阿米巴性肝脓肿是肠阿米巴病最多见的主要并发症。本病常见于热带与亚热带地区。好发于20～50 岁的中青年男性,男女比例约为 10:1。脓肿以肝右后叶最多见,占 90%以上,左叶不到 10%,左右叶并发者亦不罕见。脓肿单腔者为多。国内临床资料统计,肠阿米巴病并发肝脓肿者占 1.8%～20.0%,最高者可达 67%。综合国内外报道 4 819 例中,男性为 90.1%,女性为9.9%。农村高于城市。

### (二)病因

阿米巴性肝脓肿是由溶组织阿米巴原虫所引起,有的在阿米巴痢疾期间形成,有的发生于痢疾之后数周或数月。据统计,60%发生在阿米巴痢疾后 4～12 周,但也有在长达 20～30 年或之后发病者。溶组织阿米巴是人体唯一的致病型阿米巴,在其生活史中主要有滋养体型和虫卵型。前者为溶组织阿米巴的致病型,寄生于肠壁组织和肠腔内,通常可在急性阿米巴痢疾的粪便中查到,在体外自然环境中极易破坏死亡,不易引起传染;虫卵仅在肠腔内形成,可随粪便排出,对外界抵抗力较强,在潮湿低温环境中可存活12天,在水中可存活 9～30 天,在低温条件下其寿命可为 6～7 周。虽然没有侵袭力,但为重要的传染源。当人吞食阿米巴虫卵污染的食物或饮水后,在小肠下段,由于碱性肠液的作用,阿米巴原虫脱卵而出并大量繁殖成为滋养体,滋养体侵犯结肠黏膜形成溃疡,常见于盲肠、升结肠等处,少数侵犯乙状结肠和直肠。寄生于结肠黏膜的阿米巴原虫,分泌溶组织酶,消化溶解肠壁上的小静脉,阿米巴滋养体侵入静脉,随门静脉血流进入肝;也可穿过肠壁直接或经淋巴管到达肝内。进入肝的阿米巴原虫大多数被肝内单核-吞噬细胞消灭;仅当侵入的原虫数目多、毒力强而机体抵抗力降低时,其存活的原虫即可繁殖,引起肝组织充血炎症,继而原虫阻塞门静脉末梢,造成肝组织局部缺血坏死;又因原虫产生溶组织酶,破坏静脉壁,溶解肝组织而形成脓肿。

**(三)临床表现**

本病的发展过程一般比较缓慢,急性阿米巴肝炎期较短暂,如不能及时治疗,继之为较长时期的慢性期。其发病可在肠阿米巴病数周至数年之后,甚至可长达 30 年后才出现阿米巴性肝脓肿。

**1.急性肝炎期**

在肠阿米巴病过程中,出现肝区疼痛、肝增大、压痛明显,伴有体温升高(持续在 38～39 ℃),脉速、大量出汗等症状亦可出现。此期如能及时、有效治疗,炎症可得到控制,避免脓肿形成。

**2.肝脓肿期**

临床表现取决于脓肿的大小、位置、病程长短及有无并发症等。但大多数患者起病比较缓慢,病程较长,此期间主要表现为发热、肝区疼痛及肝增大等。

(1)发热:大多起病缓慢,持续发热(38～39 ℃),常以弛张热或间歇热为主;在慢性肝脓肿患者体温可正常或仅为低热;如继发细菌感染或其他并发症时,体温可高达 40 ℃以上;常伴有畏寒、寒战或多汗。体温大多晨起低,在午后上升,夜间热退时有大汗淋漓;患者多有食欲缺乏、腹胀、恶心、呕吐,甚至腹泻、痢疾等症状;体重减轻、虚弱乏力、消瘦、精神不振、贫血等亦常见。

(2)肝区疼痛:常为持续性疼痛,偶有刺痛或剧烈疼痛;疼痛可随深呼吸、咳嗽及体位变化而加剧。疼痛部位因脓肿部位而异,当脓肿位于右膈顶部时,疼痛可放射至右肩胛或右腰背部;也可因压迫或炎症刺激右膈肌及右下肺而导致右下肺肺炎、胸膜炎,产生气急、咳嗽、肺底湿啰音等。如脓肿位于肝的下部,可出现上腹部疼痛症状。

（3）局部水肿和压痛：较大的脓肿可出现右下胸、上腹部膨隆，肋间饱满，局部皮肤水肿发亮，肋间隙因皮肤水肿而消失或增宽，局部压痛或叩痛明显。右上腹部可有压痛、肌紧张，有时可扪及增大的肝脏或肿块。

（4）肝增大：肝往往呈弥漫性增大，病变所在部位有明显的局限性压痛及叩击痛。右肋缘下常可扪及增大的肝，下缘钝圆有充实感，质中坚，触痛明显，且多伴有腹肌紧张。部分患者的肝有局限性波动感，少数患者可出现胸腔积液。

（5）慢性病例：慢性期疾病可迁延数月甚至1～2年。患者呈消瘦、贫血和营养性不良性水肿甚至胸腔积液和腹水；如不继发细菌性感染，发热反应可不明显。上腹部可扪及增大坚硬的包块。少数患者由于巨大的肝脓肿压迫胆管或肝细胞损害而出现黄疸。

**（四）并发症**

1.继发细菌感染

继发细菌感染多见于慢性病例，致病菌以金黄色葡萄球菌和大肠埃希菌多见。患者表现为症状明显加重，体温上升至40 ℃以上，呈弛张热，白细胞计数升高，以中性粒细胞为主，抽出的脓液为黄色或黄绿色，有臭味，光镜下可见大量脓细胞。但用抗生素治疗难以奏效。

2.脓肿穿破

巨大脓肿或表面脓肿易向邻近组织或器官穿破。向上穿破膈下间隙形成膈下脓肿；穿破膈肌形成脓胸或肺脓肿；也有穿破支气管形成肝-支气管瘘，常突然咳出大量棕色痰，伴胸痛、气促，胸部X线检查可无异常，脓液自气管咳出后，增大的肝可缩小；肝右叶脓肿可穿破至心包，呈化脓性心包炎表现，严重时引起心脏压塞；穿破胃时，患者可呕吐出血液及褐色物；肝右下叶脓肿可与结肠粘连并穿入结肠，表现为突然排出大量棕褐色黏稠脓液，腹痛轻，无里急后重症状，肝迅速缩小，X线显示肝脓肿区有积气影；穿破至腹腔引起弥漫性腹膜炎。Warling等报道1122例阿米巴性肝脓肿，破溃293例，其中穿入胸腔29%，肺27%，心包15.3%，腹腔11.9%，胃3%，结肠2.3%，下腔静脉2.3%，其他9.25%。国内资料显示，发生破溃的276例中，破入胸腔37.6%，肺27.5%，支气管10.5%，腹腔16.6%，其他7.6%。

3.阿米巴原虫血行播散

阿米巴原虫经肝静脉、下腔静脉到肺，也可经肠道至静脉或淋巴道入肺，双肺呈多发性小脓肿。在肝或肺脓肿的基础上易经血液循环至脑，形成阿米巴性脑脓肿，其病死率极高。

**（五）辅助检查**

1.实验室检查

（1）血液常规检查：急性期白细胞总数可达（10～20）×$10^9$/L，中性粒细胞在80％以上，明显升高者应怀疑合并有细菌感染。慢性期白细胞升高不明显。病程长者贫血较明显，血沉可增快。

（2）肝功能检查：肝功能多数在正常范围内，偶见谷丙转氨酶、碱性磷酸酶升高，清蛋白下降。少数患者血清胆红素可升高。

（3）粪便检查：仅供参考，因为阿米巴包囊或原虫阳性率不高，仅少数患者的新鲜粪便中可找到阿米巴原虫，国内报道阳性率约为14％。

（4）血清补体结合试验：对诊断阿米巴病有较大价值。有报道结肠阿米巴期的阳性率为15.5％，阿米巴肝炎期为83％，肝脓肿期可为92％～98％，且可发现隐匿性阿米巴肝病，治疗后即可转阴。但由于在流行区内无症状的带虫者和非阿米巴感染的患者也可为阳性，故诊断时应结合具体患者进行分析。

2.超声检查

B超检查对肝脓肿的诊断有肯定的价值，准确率在90％以上，能显示肝脓性暗区。同时B超定位有助于确定穿刺或手术引流部位。

3.X线检查

由于阿米巴性肝脓肿多位于肝右叶膈面，故在X线透视下可见到肝阴影增大，右膈肌抬高，运动受限或横膈呈半球形隆起等征象。有时还可见胸膜反应或积液，肺底有云雾状阴影等。此外，如在X线片上见到脓腔内有液气面，则对诊断有重要意义。

4.CT

CT可见脓肿部位呈低密度区，造影强化后脓肿周围呈环形密度增高带影，脓腔内可有气液平面。囊肿的密度与脓肿相似，但边缘光滑，周边无充血带；肝肿瘤的CT值明显高于肝脓肿。

5.放射性核素肝扫描

放射性核素肝扫描可发现肝内有占位性病变，即放射性缺损区，但直径小于2 cm的脓肿或多发性小脓肿易被漏诊或误诊，因此仅对定位诊断有帮助。

6.诊断性穿刺抽脓

这是确诊阿米巴肝脓肿的主要证据，可在B超引导下进行。典型的脓液呈巧克力色或咖啡色，黏稠无臭味。脓液中查滋养体的阳性率很低（为3％～4％），若将脓液按每毫升加入链激酶10 U，在37 ℃条件下孵育30分钟后检查，可提高阳性率。从脓肿壁刮下的组织中,几乎都可找到活动的阿米巴原虫。

7.诊断性治疗

如上述检查方法未能确定诊断,可试用抗阿米巴药物治疗。如果治疗后体温下降,肿块缩小,诊断即可确立。

**(六)诊断及鉴别诊断**

对中年男性患有长期不规则发热、出汗、食欲缺乏、体质虚弱、贫血、肝区疼痛、肝增大并有压痛或叩击痛,特别是伴有痢疾史时,应疑为阿米巴性肝脓肿。但缺乏痢疾史,也不能排除本病的可能性,因为40%阿米巴肝脓肿患者可无阿米巴痢疾史,应结合各种检查结果进行分析。应与以下疾病相鉴别。

1.原发性肝癌

同样有发热、右上腹痛和肝大等,但原发性肝癌常有传染性肝炎病史,并且合并肝硬化占80%以上,肝质地较坚硬,并有结节。结合B超检查、放射性核素肝扫描、CT、肝动脉造影及AFP检查等,不难鉴别。

2.细菌性肝脓肿

细菌性肝脓肿病程急骤,脓肿以多发性为主,且全身脓毒血症明显,一般不难鉴别(表6-1)。

表6-1　细菌性肝脓肿与阿米巴性肝脓肿的鉴别

| 鉴别点 | 细菌性肝脓肿 | 阿米巴性肝脓肿 |
|---|---|---|
| 病史 | 常先有腹内或其他部位化脓性疾病,但近半数不明 | 40%～50%有阿米巴痢疾或腹泻史 |
| 发病时间 | 与原发病相连续或隔数天至10天 | 与阿米巴痢疾相隔1～2周,数月至数年 |
| 病程 | 发病急并突然,脓毒症状重,衰竭发生较快 | 发病较缓,症状较轻,病程较长 |
| 肝 | 肝增大一般不明显,触痛较轻,一般无局部隆起,脓肿多发者多 | 增大与触痛较明显,脓肿多为单发且大,常有局部隆起 |
| 血液检查 | 白细胞和中性粒细胞计数显著增高,少数血细菌培养阳性 | 血细胞计数增高不明显,血细菌培养阴性,阿米巴病血清试验阳性 |
| 粪便检查 | 无溶组织阿米巴包囊或滋养体 | 部分患者可查到溶组织内阿米巴滋养体 |
| 胆汁 | 无阿米巴滋养体 | 多数可查到阿米巴滋养体 |
| 肝穿刺 | 黄白或灰白色脓液能查到致病菌,肝组织为化脓性病变 | 棕褐色脓液可查到阿米巴滋养体,无细菌,肝组织可有阿米巴滋养体 |
| 试验治疗 | 抗阿米巴药无效 | 抗阿米巴药有效 |

3.膈下脓肿

膈下脓肿常继发于腹腔继发性感染,如溃疡病穿孔、阑尾炎穿孔或腹腔手术之后。本病全身症状明显,但腹部体征轻;X 线检查肝向下推移,横膈普遍抬高和活动受限,但无局限性隆起,可在膈下发现液气面;B 超提示膈下液性暗区而肝内则无液性区;放射性核素肝扫描不显示肝内有缺损区;MRI 检查在冠状切面上能显示位于膈下与肝间隙内有液性区,而肝内正常。

4.胰腺脓肿

本病早期为急性胰腺炎症状。脓毒症状之外可有胰腺功能不良,如糖尿、粪便中有未分解的脂肪和未消化的肌纤维。肝增大亦甚轻,无触痛。胰腺脓肿时膨胀的胃挡在病变部前面。B 超扫描无异常所见,CT 可帮助定位。

### (七)治疗

本病的病程长,患者的全身情况较差,常有贫血和营养不良,故应加强营养和支持疗法,给予高糖类、高蛋白、高维生素和低脂肪饮食,必要时可补充血浆及蛋白,同时给予抗生素治疗,最主要的是应用抗阿米巴药物,并辅以穿刺排脓,必要时采用外科治疗。

1.药物治疗

(1)甲硝唑:为首选治疗药物,视病情可给予口服或静脉滴注,该药疗效好,毒性小,疗程短,除妊娠早期均可适用,治愈率70%～100%。

(2)依米丁:由于该药毒性大,目前已很少使用。对阿米巴滋养体有较强的杀灭作用,可根治肠内阿米巴慢性感染。本品毒性大,可引起心肌损害、血压下降、心律失常等。此外,还有胃肠道反应、肌无力、神经闪痛、吞咽和呼吸肌麻痹。故在应用期间,每天测量血压。若发现血压下降应停药。

(3)氯喹:本品对阿米巴滋养体有杀灭作用。口服后肝内浓度高于血液200～700倍,毒性小,疗效佳,适用于阿米巴性肝炎和肝脓肿。成人口服第1、2天每天 0.6 g,以后每天服 0.3 g,3～4 周为 1 个疗程,偶有胃肠道反应、头痛和皮肤瘙痒。

2.穿刺抽脓

经药物治疗症状无明显改善者,或脓腔大或合并细菌感染病情严重者,应在抗阿米巴药物应用的同时,进行穿刺抽脓。穿刺应在 B 超检查定位引导下和局部麻醉后进行,取距脓腔最近部位进针,严格无菌操作。每次尽量吸尽脓液,每隔3～5天重复穿刺,穿刺术后应卧床休息。如合并细菌感染,穿刺抽脓后可于脓腔内注入抗生素。近年来也加用脓腔内放置塑料管引流,收到良好疗效。患者体温正常,脓腔缩小为 5～10 mL 后,可停止穿刺抽脓。

3.手术治疗

常用术式有两种。

(1)切开引流术:下列情况可考虑该术式。①经抗阿米巴药物治疗及穿刺抽脓后症状无改善者。②脓肿伴有细菌感染,经综合治疗后感染不能控制者。③脓肿穿破至胸腔或腹腔,并发脓胸或腹膜炎者。④脓肿深在或由于位置不好不宜穿刺排脓治疗者。⑤左外叶肝脓肿,抗阿米巴药物治疗不见效,穿刺易损伤腹腔脏器或污染腹腔者。在切开排脓后,脓腔内放置多孔乳胶引流管或双套管持续负压吸引。引流管一般在无脓液引出后拔除。

(2)肝叶切除术:对慢性厚壁脓肿,引流后腔壁不易塌陷者,遗留难以愈合的无效腔和窦道者,可考虑做肝叶切除术。手术应与抗阿米巴药物治疗同时进行,术后继续抗阿米巴药物治疗。

**(八)预后**

本病预后与病变的程度、脓肿大小、有无继发细菌感染或脓肿穿破,以及治疗方法等密切相关。根据国内报道,抗阿米巴药物治疗加穿刺抽脓,病死率为 7.1%,但在兼有严重并发症时,病死率可增加 1 倍多。本病是可以预防的,主要在于防止阿米巴痢疾的感染。只要加强粪便管理,注意卫生,对阿米巴痢疾进行彻底治疗,阿米巴肝脓肿是可以预防的;即使进展到阿米巴肝炎期,如能早期诊断、及时彻底治疗,也可预防肝脓肿的形成。

# 第二节　肝　囊　肿

肝囊肿按其病因是否为寄生虫引起和多发或单发分为以下几种:①非寄生虫性孤立性肝囊肿;②非寄生虫性多发性肝囊肿,即多囊肝;③寄生虫性肝囊肿,即肝棘球蚴。

## 一、非寄生虫性孤立性肝囊肿

以往认为非寄生虫性孤立性肝囊肿发病率较低,如今随着腹部影像技术的不断发展和普及,肝囊肿发病率逐渐增加,无症状的肝囊肿并不少见,尸检检出率为 1%,B 超及 CT 检出率不同文献报道为 2.50%～4.75%,其中 61.2% 为单纯性肝囊肿,其中 92% 以上患者的年龄超过 40 岁,而 60 岁以上的发病率明显增加。女性更为常见,无症状患者女性与男性的比率为 1.5：1.0,有症状患者女性与男性的比率为 9：1。

### (一)病因与病理

非寄生虫性孤立性肝囊肿的病因可分为先天性、肿瘤性、外伤性及炎症性 4 种,其中先天性多见,其他原因所致者均少见。囊肿又有单房与多房之分,以单房囊肿为多见。

先天性肝囊肿病因目前尚未完全清楚,多数学者认为在胚胎发育时局部胆管或淋巴管因炎症上皮增生阻塞,导致管腔内容物潴留,逐渐形成囊肿。肿瘤性囊肿主要包括囊腺瘤和囊腺癌。外伤性囊肿为肝挫伤后肝实质产生血肿,血肿液化坏死后形成一假性囊肿,囊肿壁无上皮内衬。炎症性肝囊肿为肝内胆管多发结石阻塞或炎症狭窄梗阻,在梗阻以上或两段梗阻之间的胆管囊性扩张,乃肝内结石的并发症。后两种均系假性囊肿,治疗方法亦不同,在诊断时需加以鉴别。

非寄生虫性孤立性肝囊肿多发生于肝右叶。囊肿的大小差异很大,囊内为浆液,不与胆管想通,所含液体由数毫升至十余升。此种囊肿发生于肝实质内,较大囊肿突出于肝表面。囊肿突出肝脏部分的表面为肝脏腹膜所覆盖,表面光滑呈圆形或椭圆形,有少数囊肿与肝脏脏面相连呈悬垂状。囊壁内衬以柱状或立方上皮,外层为纤维组织。周围肝组织因受压而发生萎缩变性。囊内液体多为清亮透明,不含胆汁;若肝囊肿曾经合并囊内出血、感染等并发症,囊液可变为棕褐色混浊液。

### (二)临床表现

本病虽多为先天原因,中年女性多见,因需相当长时间囊内液体才能达到足够数量。

大多数非寄生虫性孤立性肝囊肿是无症状的。多为无意中或查体时被医师发现右肋缘下或上腹有一肿物。较大囊肿可能出现压迫症状,如压迫胃肠道可出现饭后上腹不适,向上压迫胸腔可能有气短,不能平卧等。囊肿压迫下腔静脉可引起双下肢水肿,压迫门静脉可导致门静脉高压症,囊肿压迫胆管引起黄疸。囊肿若发生出血、继发感染可有上腹痛及发热等。

查体可发现在上腹或右上腹可触及一无痛性肿块,随呼吸移动,表面光滑有韧性或囊性;有时可触及肝边缘,因囊肿将肝向下推移所致。化验室检查无异常,肝功能试验一般为正常。

### (三)影像学检查

**1.B超**

B超是最简单而准确的诊断方法,典型表现为肝内单个或多发圆形边界清楚的无回声区,壁薄且光滑。它可明确囊肿的部位、大小、并可与肝、腹腔囊肿,肝棘球囊肿等相鉴别。其敏感性和特异性均超过 90% 以上,是首选的诊断方法。

**2.CT**

CT平扫单纯性肝囊肿呈单发或多发低密度影像,边缘光滑锐利,其CT值范围在 10~15 HU,增强后扫描肝囊肿不强化。如发现囊肿分隔多腔或囊腔内有乳头状突起,并有强化时,应考虑囊腺瘤或囊腺癌的可能。

**3.MRI**

肝囊肿具有很长的 $T_1$ 和 $T_2$ 弛豫时间,在 $T_1$ 加权图像上较大肝囊肿一般呈极低信号区,信号强度均匀,边界清楚锐利,$T_2$ 加权图像上,肝囊肿呈均匀高信号,边界清楚。

### (四)治疗

本病发展缓慢,绝大多数单纯性肝囊肿保持无症状,较小囊肿可用B超检查定期观察。较大囊肿因能压迫邻近肝组织导致萎缩,具有压迫症状或感染、出血等并发症时,以手术治疗为宜。

**1.手术方法**

包括开腹或腹腔镜下手术。随着腹腔镜技术的日益成熟,具有微创、恢复快、复发率低等优点,目前已被广泛应用于有症状的单纯性肝囊肿的治疗。①囊肿切除术:囊肿多与正常肝组织之间有较清楚的界限,能较容易地从肝脏解剖出来将囊肿完全切除,将肝断面缝合;适于单纯性肝囊肿诊断不够明确、不能排除胆管囊腺瘤(癌)及合并感染出血等情况患者。②肝叶切除术:囊肿如位于左外侧叶可将左外侧叶与囊肿一并切除;因肝叶切除手术风险较高尤其适于考虑囊腺瘤或囊腺癌患者。③囊肿开窗术:适用于较表浅的囊肿。如囊肿与周围肝组织粘连紧密不易分离,或囊肿位置接近肝门或第2肝门处可将囊肿壁剪开,吸尽囊内容,再用甲醛溶液涂布在囊内壁,破坏囊内壁上皮,用生理盐水洗净后,放粗硅胶管于囊腔内引流,以后囊壁受腹腔内脏器压迫自然闭合,引流管无分泌物后拔除。肝囊肿开窗术中应尽量选择低位、无肝实质的囊壁处,尽量切除多一些囊壁(>1/3);应先穿刺抽液确认不含胆汁后才能实施;囊壁应以氩氦刀、电凝等破坏内皮细胞,消除其分泌功能。

2.B超、CT定位引导经皮穿刺注射硬化剂治疗肝囊肿

B超、CT定位引导经皮穿刺注射硬化剂治疗肝囊肿在很多单位已经成为常规治疗方法,是经B超、CT定位引导经皮穿刺至囊腔,将囊内液体抽吸后注入无水乙醇,方法简便,尤其在彩色多普勒超声显像,更具有优越性,因囊内分隔,产生大量强回声干扰,往往影响辨别针尖位置,彩色多普勒超声波显像则可克服这一不足,而且还可以避开(血管及重要脏器结构,降低出血等严重并发症发生机会。该方法具有创伤小、恢复快、简便易行等优点。缺点是治疗后肝囊肿复发率仍较高,反复治疗有并发感染可能,尤其是对巨大肝囊肿。囊液内含有胆汁疑与胆道相通者则不适于此方法治疗;合并感染或压迫胆道引起黄疸患者,可先穿刺减压,病情明确后再进一步处理。

**二、非寄生虫性多发性肝囊肿**

非寄生虫性多发性肝囊肿又叫多囊肝或肝囊性病。本病为先天性原因,多囊肝是一种常染色体显性遗传病。目前已知与多囊肝相关基因包括:独立型多囊肝基因*PRCKSH*、*SEC63*,多囊肾病基因有*PKD1*与*PKD2*。多囊肝好发于女性。因肝内管道系统的连接异常,在肝内形成无数的潴留性囊肿。管道畸形主要为淋巴管异常,囊内液体为淋巴性。

**(一)临床表现**

患者多无黄疸,此与先天性肝内胆管闭锁不同。本病有时合并其他脏器的多发性囊肿,如肾、胰、肺、脾等。本病与单发囊肿相似,出现症状多在中年以后。首先出现的症状是上腹及右肋下肿块,不痛,除囊肿很大能出现压迫症状外无其他异常。随着病情进展,肝内囊肿不断增大、增多,患者逐渐出现加重的腹胀、餐后饱胀、食欲减退、恶心甚至呕吐,可扪及上腹部包块;囊肿压迫胆管可引起黄疸;压迫下腔静脉时,患者可出现下肢水肿等症状;晚期可引起肝衰竭。

**(二)影像学检查**

B超和CT检查可见到肝内有无数大小不等的囊肿,囊肿彼此相连,多呈簇状分布,多房融合成分隔,之间多无正常肝组织,囊肿所占肝体积50%以上。

**(三)分型**

Gigot等于1997年提出根据CT扫描所显示的肝内囊肿数目、大小及剩余

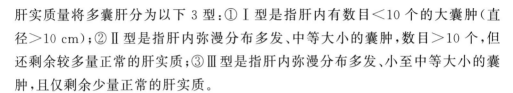

肝实质量将多囊肝分为以下 3 型：①Ⅰ型是指肝内有数目＜10 个的大囊肿（直径＞10 cm）；②Ⅱ型是指肝内弥漫分布多发、中等大小的囊肿，数目＞10 个，但还剩余较多量正常的肝实质；③Ⅲ型是指肝内弥漫分布多发、小至中等大小的囊肿，且仅剩余少量正常的肝实质。

### （四）治疗

本病的最后转归为多为囊肿压迫肝组织萎缩最后导致肝功能不全，外科手术不能得到根治。超声引导肝囊肿穿刺抽液、硬化剂注射治疗，起到暂时缓解症状的目的。对囊肿较大有压迫症状者可做开腹或腹腔镜手术，对大囊肿逐一做开窗术，以后囊内液体溢至腹腔内可通过腹膜吸收，能达到延缓病程和解除压迫的作用。可用于 Gigot Ⅰ型、部分Ⅱ型的多囊肝患者，为暂时姑息治疗。开腹或腹腔镜下肝囊肿切除术，适用于肝功能好、至少有部分肝脏没有明显病变的 Gigot Ⅱ型、Ⅲ型的多囊肝患者；多囊肝有肝功能不全的威胁，不合并其他器官多囊性变者，是肝移植的适应证。合并多囊肾导致肾功能不全的必要时可行肝肾联合移植术。

### 三、寄生虫性肝囊肿

寄生虫性肝囊肿主要指肝棘球蚴病，又称肝棘球蚴病。棘球蚴病 70％发生于肝脏；约 20％发生于肺部；发于心、脑、肾脏、眼眶、骨髓腔者约占 10％。肝棘球蚴病包括囊型与泡型两类：大多数为囊型棘球蚴病，即细粒棘球绦虫的蚴侵入肝脏引起的单房型棘球蚴病；少部分为多房型棘球绦虫的蚴引起的多房型棘球蚴病，即泡型棘球蚴病。本病在世界范围内均有流行，为畜牧区常见病，好发地区包括中亚、我国西北和西南地区、俄罗斯、澳洲、南美、地中海区域、中东及非洲等地。近年随着旅游贸易发展，频繁的人口流动等影响，分布更加广泛，使该病逐渐成为全球性公共卫生问题。

### （一）病因与病理

棘球蚴病是由棘球属虫种的幼虫所致的疾病。目前被公认的致病虫种有细粒棘球绦虫、多房棘球绦虫、伏氏棘球绦虫、少节棘球绦虫。其形态、宿主和分布地区略有不同，我国主要以细粒棘球绦虫最为常见，少部分为多房棘球绦虫。

细粒棘球绦虫终末宿主是犬，羊、猪、牛，以及人为其中间宿主。主要感染途径为与犬的密切接触。成虫长数厘米，具有头节、颈、一个未成熟体节、一个已成熟体节与一个妊娠体节。成虫寄生于犬小肠，妊娠体节破溃后，虫卵随粪便排出、常附着于犬的皮毛。与犬接触的人类容易经口直接感染，或通过人畜共饮水源间接感染。虫卵经小肠孵化后进入门静脉,70%在肝脏中被滤出,形成囊肿,其余可能透过肝脏侵入,发于肺、心、脑、肾脏、眼眶、骨髓等处。细粒棘球绦虫引起的囊型棘球蚴病多为囊球形、充满无色囊液的单房型囊肿。囊壁分为内囊与外囊,内囊分为内外两层,内层为白色具有弹性的生发层,外层为非上皮细胞化的角皮层。这种寄生虫性囊肿逐渐生长,导致宿主组织异物反应,遂包裹空囊周围形成很厚的纤维组织层,也就是外囊。

囊内充满无色液体,上层漂浮着大量带蒂、有生殖细胞的子囊与头节,称为囊沙,子囊由生发层生出,子囊又生出头节。囊液内营养成分被子囊与头节消耗,导致虫体死亡,囊壁钙化。囊液也含有毒素,使宿主产生变态反应。棘球蚴囊生长缓慢,病程较长,临床多见囊肿小至 $200\sim500$ mL,大至超过 10 000 mL。随着囊肿生长,囊壁可能破裂,头节排出至周围组织形成继发性囊肿,此外还经常会形成囊内分隔及母囊周围的囊肿。

关于细粒棘球绦虫病的免疫反应机制已经有大量研究,早期囊肿发展过程中,细胞免疫主要涉及巨噬细胞、中性粒细胞及嗜酸性粒细胞,感染早期的IgE,IgG2 与 IgG4 水平显著增高,IgE 水平增高与变态反应相关,会引起包括皮肤瘙痒、荨麻疹、过敏性休克等症状。细粒棘球绦虫病还可以诱导 $Th_1$ 与 $Th_2$ 反应,$Th_1$ 细胞因子,尤其 IFN-$\gamma$ 是水平升高;而 $Th_2$ 细胞因子,例如,IL-4,IL-5 与 IL-6水平也显示升高。但是通常来说,$Th_1$ 与 $Th_2$ 反应为互相抑制的,因此二者为何均被诱导机制尚不明确。而在患者经过化疗、外科手术后,$Th_2$ 反应迅速下降,$Th_1$ 反应占据主要地位。

**(二)临床表现**

1.症状与体征

本病多见于畜牧区居民,患者常有多年病史,男性居多。因为囊肿生长缓慢,在肝脏内直径每年大概生长 $1\sim5$ mm,所以大多患者早期没有症状,逐渐长大则可能产生各种压迫感,具体症状与囊肿的大小、数目、位置及周围器官组织有关。例如,位于肝上部的囊肿,因横膈上抬可能影响呼吸,而位于肝下部囊肿则可能压迫胆道、胃肠道、门静脉而相应引起黄疸、胆囊增大、恶心呕吐、门脉高压症等表现。

囊肿破裂除了可能引起变态反应外,还会导致继发性囊肿。如果破裂入胆道引起剧烈胆绞痛和黄疸,破入腹腔引起剧烈腹痛和腹膜炎,破入胸腔引起胸膜炎或支气管瘘或支气管-胆管瘘。5%～40%患者的囊肿会出现感染并发展为肝脓肿。有部分学者统计胆道穿孔发生率在90%以上。此外还会出现荨麻疹、皮肤瘙痒、呼吸困难、咳嗽、发绀等现象,晚期患者可有贫血、消瘦、乏力等表现。

2.实验室检查

血常规嗜酸性粒细胞计数增多,若囊肿破入消化道,则粪便或呕吐物中可能发现虫卵。棘球蚴囊液皮内试验具有简单、易行、阳性率高(90%~95%)等优点。间接血凝试验可显示棘球蚴囊液或膜的特异性 IgM 抗体,阳性率为 89%,敏感性与特异性较高,交叉反应少,假阳性率低,目前已经广泛应用。Weiberg 补体结合试验阳性率为 80%~90%,缺点为囊肿切除后半年左右时间或棘球蚴死亡时,该实验结果可靠性较差。

(三)影像学检查

1.B超检查

超声检查简单便宜,敏感性比较高,但特异性稍差,浆液性良性囊肿、脓肿、肿瘤可能会显示出相似影像。因此可作为对疫区筛查及术后检测的首选手段。根据发育阶段的不同,可将肝棘球蚴囊肿分为 5 型:①Ⅰ型,单纯囊液积聚;②Ⅱ型,Ⅰ型伴有囊壁分裂;③Ⅲ型,Ⅰ型伴有囊内分隔;④Ⅳ型,囊内杂乱回声;⑤Ⅴ型,囊壁增厚。声像图为囊肿壁呈内外双层结构,囊腔一般为无回声区。若内囊破裂,可见囊液中弯曲折叠的回声带,形似水百合花形,液性暗区充于内外囊间,塌陷或浮动于囊液中的内囊壁;单纯型囊壁底部可见细小光点堆积(棘球蚴砂),改变体位可移动,一个大的囊腔内,可出现大小不一、数目不等的圆形或椭圆形小囊,此为(棘球蚴病特有的囊中囊征象);囊壁呈强回声甚至蛋壳样改变提示为钙化。

2.CT

CT 可对囊肿进行准确定位,泡球蚴型肝棘球蚴病 CT 下无明显界限,常呈类实质斑块状,其内可见弥散分布的点状、斑片状钙化影及病灶内坏无效腔呈岩洞样改变。若囊肿破入胆管,则 CT 显示肝内胆管扩张,肝实质内树枝状低密度影,胆总管内可显示串球样低密度影。若囊肿破裂,则内囊分离形成双层囊壁双边征内囊。

3.MRI

$T_1$ 加权图像上呈单发或多发,圆形或卵圆形低密度影,边界清晰。$T_2$ 加权图像上呈高信号,母囊信号强度高于子囊。MRI 检查具有比 CT 更好的特异性,该检查能够更好地显示囊肿的形态与密度。在对泡型棘球蚴病的影像学评估中,MRI 也能更好地显示其相对于 CT 的优越性。

### (四)诊断

肝棘球蚴病的诊断一般根据有无疫区生活史,有上腹部囊性肿块,病程较久而健康状况可者,应怀疑肝棘球蚴病。结合棘球蚴抗体实验和影像学诊断即可诊断肝棘球蚴病。在鉴别诊断中,需注意囊肿合并感染者往往诊断为肝脓肿而忽视肝棘球蚴病,若囊肿破入胆道后子囊与碎屑堵塞胆道时,可误诊为胆石症,以上情况需结合病史参考。

### (五)治疗

肝棘球蚴病的治疗目的:①彻底清除寄生虫;②阻止复发;③降低病死率及发病率。因此要对患者的病情进行准确评估。包括囊肿的数量、大小、部位、囊肿胆管是否相通等,此外还要考虑患者的身体条件,以及外科与介入科医师技能熟练度。

肝囊型棘球蚴病的治疗方法主要有 3 种:药物治疗、手术(开腹或腹腔镜)治疗与穿刺治疗。手术仍被认为是治疗肝棘球蚴病最有效的方法,也是唯一有望根治肝棘球蚴病的治疗方法。

1.穿刺治疗

当患者已经不能耐受手术,且棘球蚴侵犯多个器官,又伴有感染,可以采用经皮穿刺囊肿引流缓解症状;对于泡型肝棘球蚴无法根治性切除,又不具备做肝移植的条件但又造成胆道梗阻者,可以行 PTCD 缓解症状。

2.手术治疗

手术方法:包括非根治性手术与根治性手术。

(1)非根治性手术:①内囊摘除术与外囊部分切除术,切口一般选择在上腹包块隆起较显著处,充分显露病变部位后,先用过氧化氢溶液(或 10% 甲醛溶液)纱布垫在棘球蚴周围,避免在手术操作过程中囊液外流导致过敏性休克。用棘球蚴穿刺针穿刺棘球蚴囊腔,并用吸引器连接于穿刺针将其囊液吸出,将囊壁切开取出内囊,然后用过氧化氢溶液反复冲洗棘球蚴囊腔并擦洗囊壁,注意有无胆汁,缝合囊壁内的毛细胆管,将大网膜填入以消灭残腔,可在残腔内放置孔胶管一根穿于体外,术后引流管内无明显引流物,夹闭引流管 2 天左右若患者无明显不适即可拔管。该术式简单安全,但因残留部分外囊,故复发率高;且易发生胆瘘。②肝脏部分切除术,其优势在于切除病灶彻底,没有残腔的产生。适用于局部多发病灶和大病灶,棘球蚴囊壁厚,合并囊内感染或者囊壁并发其他病症,能够耐受此手术患者均可行肝脏部分切除术。治疗囊型棘球蚴病时,相对于保守的手术,积极的肝切除术应该是优先被考虑的。病灶巨大,剩余肝脏不能够代偿者,是该手术的禁忌。③姑息切除术,该法是针对晚期复杂的泡型肝棘球蚴病,棘球蚴已侵犯重要血管或胆道系统,造成胆道梗阻或静脉回流障碍,患者又不具备做肝脏移植的条件,通过切除大部分病灶后再配合药物治疗,使患者的症状得到缓解,甚至临床症状消失。目前通过观察,做姑息切除的患者生存时间和生活质量并不低做肝脏移植的受体,但姑息切除患者的治疗费用要远远低于肝脏移植所需要的巨额费用。

(2)根治性手术:肝切除术为根治性方法,囊性和泡型均适用。由于肝泡状棘球蚴病行为方式类似慢性生长的肝癌,故又称虫癌,自1985年起肝移植被广泛应用于治疗该病,Koch等报道5年生存率为71%,无复发的6年生存率可达58%,肝棘球蚴病外科处理失败或多次手术导致肝衰竭者也可考虑行肝移植术。

3.药物治疗

在肝脏广泛受损,高龄孕妇,存在其他并发症,难以手术的复杂囊肿,部分稳定或已经钙化的囊肿,以及患者拒绝手术的情况下,可以考虑药物治疗。苯并咪唑的复合衍生药物,阿苯达唑(albendazole,ALB)和甲苯达唑(mebendazole,MZB)已经被7个随机对照临床试验所研究。从1984年到1986年,世界卫生组织在欧洲进行了2个多中心研究,比较ALB与MBZ,发现两者的临床疗效相似,但MBZ需要更高的剂量,且疗程不固定。Franchi等的随机对照临床试验结果提示ALB的临床疗效优于MBZ。在一篇系统评价中,可以认为ALB优于安慰剂,该药可以使疗程缩短,在口服3个月的疗效后,通过影像学观察囊肿减小程度,发现具有更好的疗效与治愈率。当然,已经发表的7篇文献中,有5篇认为单独应用ALB治疗肝棘球蚴病,治愈率不到60%。而联合手术治疗,则治愈率>90%,因此可以认为,苯并咪唑衍生物单独应用无法消除病灶。ALB剂型分乳剂、胶囊和片剂等,一般乳剂效果好于片剂和胶囊。

# 第三节　肝棘球蚴病

## 一、概述

肝棘球蚴病(hydatid disease of liver)是由棘球蚴绦虫(犬绦虫)的蚴虫(棘球

蚴)侵入肝脏而引起的寄生虫性囊性病变,为牧区常见的人畜共患的寄生虫病,分为单房性棘球蚴病(棘球蚴囊肿)和泡状棘球蚴病(滤泡型肝棘球蚴病)两类。前者多见,分布广泛,多见于我国西北和西南牧区。本病可发生于任何年龄和性别,但以学龄前儿童最易感染。当人食用被虫卵污染的水或食物,即被感染。棘球蚴可在人体各器官生长,但以肝脏受累最为常见,约占 70%,其次为肺(约 20%)。

### 二、病因及流行病学

棘球蚴病是一种人畜共患病,在我国西部牧区及相邻地区流行,且历史悠久,因为发病缓慢,常常得不到重视和及时治疗,严重威胁人民健康,在中国五大牧区之一的新疆,棘球蚴病分布全区。人群棘球蚴病患病率为 0.6%~5.2%。在北疆地区绵羊棘球蚴的平均感染率为 50%,个别地区成年绵羊棘球蚴感染率几乎达到 100%;南疆地区绵羊平均感染率为 30%;全疆牛棘球蚴感染率 40%,骆驼感染率 60%,猪感染率 30%,犬的感染率平均为 30%。有关部门 1987 年在北疆某地一个乡调查 7~14 岁中小学生 319 名,棘球蚴病患病率 0.94%,1999 年同地调查 404 名同龄学生,患病率上升到 2%。甘肃省畜间棘球蚴在高发区牛、羊的平均感染率达到 70%~80%,个别乡镇牲畜感染率高达 100%;感染率在 20% 以上的县占全省总县数的32.55%;家犬感染率为36.84%,而 60 年代家犬棘球蚴感染率为 10.11%。青海和西藏的高原牧区畜间棘球蚴感染率同样呈高发水平。本病可发生于任何年龄及性别,但最常见的为 20~40 岁的青壮年,男女发病率差异不大。

### 三、病理及病理生理学

棘球蚴绦虫(犬绦虫)最主要的终宿主是犬,中间宿主主要为羊、牛、马,人也可以作为中间宿主。成虫寄生于犬的小肠上段,以头节上的吸盘和小钩固着小肠黏膜上,孕节或虫卵随粪便排出,污染周围环境,如牧场、畜舍、土壤、蔬菜、水源及动物皮毛等,孕节或虫卵被人或多种食草类家畜等中间宿主吞食后,在小肠中卵内六钩蚴孵出,钻入肠壁血管,随血循环至肝、肺等器官,经 5 个月左右逐渐发育为棘球蚴。棘球蚴生长缓慢,需 5~10 年才达到较大程度。棘球蚴的大小和发育程度不同,囊内原头蚴的数量也不等,可由数千至数万,甚至数百万个。原头蚴在中间宿主体内播散会形成新的棘球蚴,进入终宿主体内则可发育为成虫。

六钩蚴在其运行中可引起一过性的炎性改变,其主要危害是形成棘球蚴囊,棘球蚴囊最常定位于肝。其生长缓慢,五到数十年可达到巨大。棘球蚴囊周围有类上皮细胞、异物巨细胞、嗜酸粒细胞浸润及成纤维细胞增生,最终形成纤维性包膜(外囊)。棘球蚴囊囊壁分为两层,内层为生发层,有单层或多层的生发细胞构成,有很强的繁殖能力。生成层细胞增生,形成无数的小突起,为生发囊,其内含有头节。生发囊脱落于囊中称为子囊。棘球蚴囊壁的外层为角质层,呈白色半透明状,如粉皮,具有吸收营养及保护生发层的作用,镜下红染平行的板层状结构,棘球蚴囊内含无色或微黄色体液,液量可达数千毫升,甚至达 20 000 mL。囊液中的蛋白质含有抗原体。囊壁破裂后可引起局部变态反应,严重者可发生过敏性休克。棘球蚴囊肿由于退化、感染等,囊可以逐渐吸收变为胶冻样,囊壁可发生钙化。

泡状棘球蚴病较少见,主要侵犯肝脏。其虫体较短,泡状蚴不形成大囊泡,而成海绵状,囊周不形成纤维包膜,与周围组织分界不清,囊泡内为豆腐渣样蚴体碎屑和小泡,囊泡间的肝组织常发生凝固性坏死,病变周围肝组织常有肝细胞萎缩、变性、坏死及淤胆现象。最终可致肝硬化、门静脉高压和肝功能衰竭。

**四、临床表现**

**(一)症状**

患者常有多年病史,就诊年龄以 20～40 岁居多。早期症状不明显,可仅仅表现为肝区及上腹部不适,或因偶尔发现上腹部肿块始引起注意,较难与其他消化系统疾病相鉴别。随着肿块增大压迫胃肠道时,可出现上腹部肿块、肝区的轻微疼痛、坠胀感、上腹部饱胀及食欲减退、恶心、呕吐等症状;当肝棘球蚴囊肿压迫胆管时,出现胆囊炎、胆管炎及阻塞性黄疸等;压迫门静脉可有脾大、腹水。出现毒性和变态反应时表现为消瘦、体重下降、皮肤瘙痒、荨麻疹、血管神经性水肿等,甚至过敏性休克。

肝棘球蚴病主要的并发症有二:一是囊肿破裂,二是继发细菌感染。棘球蚴囊肿可因外伤或误行局部穿刺而破入腹腔,突然发生腹部剧烈疼痛、腹部肿块骤然缩小或消失,伴有皮肤瘙痒、荨麻疹、胸闷、恶心、腹泻等变态反应,严重时发生休克。溢入腹腔内的生发层、头节、子囊经数月后,又逐渐发育成多发性棘球蚴囊肿。若囊肿破入肝内胆管,由于破碎囊膜或子囊阻塞胆道,合并感染,可反复出现寒热、黄疸和右上腹绞痛等症状。有时粪便内可找到染黄的囊膜和子囊。继发细菌感染时,主要为细菌性肝脓肿的症状,表现为起病急、寒战、高热、肝区疼痛等。但因有厚韧的外囊,故全身中毒症状一般较轻。囊肿可破入胸腔,表现为脓胸,比较少见。

**(二)体征**

早期体征较少。肝棘球蚴囊肿体积增大,腹部检查可见到右肋缘稍膨隆或上腹部有局限性隆起。囊肿位于肝上部,可将肝向下推移,可触及肝脏;囊肿如在肝下缘,则可扪及与肝相连的肿块,肿块呈圆形,表面光滑,边界清楚,质坚韧,有弹性感,随呼吸上下移动,一般无压痛。叩之震颤即棘球蚴囊肿震颤征;囊肿压迫胆道或胆道内种植时,可出现黄疸;囊肿压迫门静脉和下腔静脉,可出现腹水、脾大和下肢水肿等。囊肿破裂入腹腔,则有腹膜炎的体征。

**五、辅助检查**

**(一)实验室检查**

(1)嗜酸粒细胞计数:升高,通常为4%～12%。囊肿破裂尤其是破入腹腔者,嗜酸粒细胞显著升高,有时可达30%以上。

(2)棘球蚴囊液皮内实验(Casoni试验):是用手术中获得的透明的棘球蚴囊液,滤去头节,高压灭菌后作为抗原,一般用1∶(10～100)等渗盐水稀释液0.2 mL做皮内注射,形成直径为0.3～0.5 cm的皮丘,15分钟后观察结果。皮丘扩大或周围红晕直径超过2 cm者为阳性。如在注射6～24小时后出现阳性反应者为延迟反应,仍有诊断价值,阳性者提示该患者感染棘球蚴。本试验阳性率可达90%～93%,泡状棘球蚴病阳性率更高。囊肿破裂或并发感染时阳性率增高;包囊坏死或外囊钙化可转为阴性;手术摘除包囊后阳性反应仍保持2年左右。肝癌、卵巢癌及结核包块等可有假阳性。

(3)补体结合试验:阳性率为80%～90%,若棘球蚴已死或棘球蚴囊肿破裂,则此试验不可靠。但此法有助于判断疗效。切除囊肿2～6个月后,此试验转为阴性。如手术一年后补体结合试验仍呈阳性,提示体内仍有棘球蚴囊肿残留。

(4)间接血凝法试验:特异性较高,罕见假阳性反应,阳性率为81%,摘除包囊1年以上,常转为阴性。可借此判定手术效果及有无复发。

(5)ABC-ELISA:即亲和素-生物素-酶复合物酶联免疫吸附试验,特异性和敏感性均较好。

(6)Dot-ELISA:操作简单,观察容易,适合基层使用。

**(二)影像学检查**

(1)X线检查:可显示为圆形、密度均匀、边缘整齐的阴影,或有弧形钙化囊壁影。肝顶部囊肿可见到横膈抬高,动度受限,亦可有局限性隆起,肝影增大。位于肝前下部的囊肿,胃肠道钡餐检查可显示胃肠道受压移位。

(2)B超:表现为液性暗区,边缘光滑,界限清晰,外囊壁肥厚钙化时呈弧形强回声并伴有声影有时暗区内可见漂浮光点反射。超声波检查可清楚地显示并确定囊肿的部位、大小及其与周围组织的关系,有时可发现子囊的反射波。对肝棘球蚴病有重要的诊断意义,也是肝棘球蚴囊肿的定位诊断方法。对肝泡状棘球蚴病需要结合病史及 Casoni 试验进行诊断。

(3)CT:可明确显示囊肿大小、位置及周围器官有无受压等。

### 六、诊断

本病主要依据疫区或动物接触史及临床表现做出诊断,棘球蚴对人体的危害以机械损害为主。由于其不断生长,压迫周围组织器官,引起细胞萎缩、死亡。同时,因棘球蚴液溢出或渗出,可引起过敏性反应。症状重、体征少是其主要特点。

凡有牧区居住或与狗、羊等动物接触史者,上腹部出现缓慢生长的肿瘤而全身情况良好的患者,应考虑本病的可能性。凡是怀疑有肝棘球蚴病的患者,严禁行肝穿刺,因囊中内压升高,穿刺容易造成破裂和囊液外溢,导致严重的并发症。

诊断需注意以下几点。

#### (一)病史及体征

早期临床表现不明显,往往不易发觉。在询问病史时应了解患者居住地区,是否有与狗、羊等接触史,除以上临床症状,体征外,需进行以下检查。

#### (二)X 线检查

肝顶部囊肿可见到横膈升高,动度受限,亦可有局限性隆起,肝影增大。有时可显示圆形,密度均匀,边缘整齐的阴影,或有弧形囊壁钙化影。

#### (三)棘球蚴皮内试验(Casoni)试验

为肝棘球蚴的特异性试验,阳性率达 $90\%\sim95\%$,有重要的诊断价值。肝癌、卵巢癌及结核包块等曾见有假阳性。

#### (四)超声波检查

能显示囊肿的大小和所在的部位,有时可发现子囊的反射波。

#### (五)同位素肝扫描

可显示轮廓清晰的占位性病变。

### 七、鉴别诊断

肝棘球蚴囊肿诊断确定后,应同时检查其他部位尤其是肺有无棘球蚴囊肿的存在。本病主要与以下疾病鉴别。

**(一)肝脓肿**

细菌性肝脓肿常继发于胆道感染或其他化脓性疾病,多起病急骤,全身中毒症状重,寒战、高热,白细胞明显升高,血细菌培养可阳性。阿米巴肝脓肿多继发于阿米巴痢疾后,起病较慢,全身中毒轻,常有不规则发热及盗汗,如无继发感染,血培养阴性,而脓液为特征性的棕褐色,无臭味,镜检可找到阿米巴滋养体。

**(二)原发性肝癌**

早期可仅有乏力、腹胀及食欲减退,难以鉴别,但进行性消瘦为其特点之一,同时常有肝区持续性钝痛、刺痛或胀痛。追问既往病史很重要,肝棘球蚴病常有流行区居住史。血清甲胎蛋白(AFP)测定有助于诊断。

**(三)肝海绵状血管瘤**

瘤体较小时可无任何症状,增大后常表现为肝大压迫邻近器官,引起上腹部不适、腹痛及腹胀等,多无发热及全身症状。通过B超、肝动脉造影、CT、MRI或放射性核素肝血池扫描等检查,不难诊断。

**(四)非寄生虫性肝囊肿**

有先天性、创伤性、炎症性及肿瘤性之分。以先天性多见,多发者又称多囊肝。早期无症状,囊肿增大到一定程度,可产生压迫症状。B超可作为首选的诊断及鉴别方法。

### 八、治疗

肝棘球蚴病的治疗目前仍以外科手术为主,对不适合手术者,可行药物治疗。

**(一)非手术治疗**

1.应用指征

早期较小、不能外科手术治疗或术后复发经多次手术不能根治的棘球蚴,也可作为防止播散于手术前应用。

2.药物选择及方法

可试用阿苯达唑每次 400～600 mg,每天 3 次,21～30 天为 1 个疗程;或甲

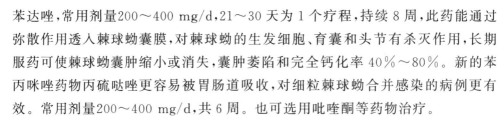

苯达唑,常用剂量200～400 mg/d,21～30天为1个疗程,持续8周,此药能通过弥散作用透入棘球蚴囊膜,对棘球蚴的生发细胞、育囊和头节有杀灭作用,长期服药可使棘球蚴囊肿缩小或消失,囊肿萎陷和完全钙化率40％～80％。新的苯丙咪唑药物丙硫哒唑更容易被胃肠道吸收,对细粒棘球蚴合并感染的病例更有效。常用剂量200～400 mg/d,共6周。也可选用吡喹酮等药物治疗。

### 3.PAIR疗法

在超声波引导下穿刺-抽吸-灌洗-再抽吸方法,疗效显著。

### (二)手术治疗

手术治疗是肝棘球蚴囊肿主要的治疗方法,可根据囊肿有无并发症而采用不同的手术方法。为了预防一旦在术中发生囊肿破裂,囊液溢入腹腔引起过敏性休克,可在术前静脉滴注氢化可的松100 mg。

### 1.手术原则

彻底清除内囊,防止囊液外溢,消除外囊残腔和预防感染。

### 2.手术方法

(1)单纯内囊摘除术。①适应证:适用于无并发症(即囊肿感染和囊肿破裂)者。②手术要点:显露棘球蚴囊肿后,用碘伏纱布或厚纱布垫将手术区与切口和周围器官隔离,以免囊内容物污染腹腔导致过敏性休克。用粗针头穿刺囊肿抽尽囊液,在无胆瘘的情况下,向囊内注入30％氯化钠溶液或10％的甲醛溶液,保留5分钟,以杀死头节,如此反复2～3次,抽空囊内液体(注:上述溶液也可用碘伏溶液代替)。如囊内液体黏稠,可用刮匙刮除。然后切开外囊壁,取尽内囊,并用浸有30％氯化钠溶液或10％甲醛溶液的纱布擦抹外囊壁,以破坏可能残留的生发层、子囊和头节,再以等渗盐水冲洗干净。最后将外囊壁内翻缝合。如囊腔较大,不易塌陷,可将大网膜填入以消灭囊腔。

(2)内囊摘除加引流术。①适应证:棘球蚴囊肿合并感染或发生胆瘘。②手术要点:在内囊摘除的基础上,在腔内置多孔或双套管负压吸引引流。如感染严重,残腔大,引流量多,外囊壁厚而不易塌陷时,可在彻底清除内囊及内容物后,行外囊与空肠侧Y形吻合建立内引流。③注意事项:引流的同时应用敏感抗生素;当引流量减少、囊腔基本消失后开始拔管。

(3)肝切除术。①适应证:单发囊肿体积巨大、囊壁坚厚或钙化不易塌陷,局限于半肝内,而且患侧肝组织已萎缩;限于肝的一叶、半肝内的多发性囊肿和肝泡状棘球蚴病者;引流后囊腔经久不愈,遗留瘘管;囊肿感染后形成厚壁的慢性囊肿。②手术方法:根据囊腔的位置和大小,可考虑做肝部分切除或肝叶切除。

（4）囊肿并发破裂后的处理：囊肿破裂后所产生的各种并发症或同时伴有门静脉高压者，也称为复杂性囊肿。此时处理原则是首先治疗并发症，应尽量吸除腹腔内的囊液和囊内容物，并放置橡胶管引流盆腔数天。然后，根据病情针对肝棘球蚴囊肿进行根治性手术。对囊肿破入胆管内伴有胆道梗阻的患者，应切开胆总管，清除棘球蚴囊内容物，并做胆总管引流。术中应同时探查并处理肝棘球蚴囊肿。

3.术后并发症及处理

（1）胆瘘：囊液呈黄色者表示存在胆瘘，应将其缝合，并在缝合外囊壁残腔的同时，在腔内置多孔或双套管引流。

（2）继发性棘球蚴病：多由手术残留所致，可再次手术或改用药物治疗。

（3）遗留长期不愈的窦道：可行窦道造影，了解窦道的形态、走向及与病灶的关系，行肝部分切除或肝叶切除。

# 第七章 胆道疾病

## 第一节 胆道出血

### 一、诊断

#### （一）症状

感染性胆道出血最多见，常发生在有严重的胆道感染或胆道蛔虫的基础上，突发上腹剧痛，后出现消化道大出血，经治疗后可暂时停止，但数天至两周的时间，出血又复发，大量出血可伴有休克。其次是肝外伤后发生的胆道出血，另外，还有医源性的损伤，如肝穿刺组织活检、肝穿刺置管引流、胆道手术及肝手术等。

#### （二）体检

面色苍白，皮肤、巩膜黄染，右上腹可有压痛，肠鸣音亢进，伴休克时，血压明显下降。

#### （三）实验室检查

血红蛋白和红细胞计数下降，白细胞及中性粒细胞计数升高。

#### （四）辅助检查

选择性肝动脉造影作为首选的方法可确定出血部位，增强 CT 对出血部位的定位也有帮助。

### 二、鉴别诊断

胃及十二指肠出血：常有慢性胃病史，出血后腹痛常减轻；胆道出血患者常有胆管炎反复发作病史，出血后腹痛常加剧，腹腔动脉造影可明确出血部位。

### 三、治疗原则

全身支持治疗：补充血容量，应用止血药物，纠正水电解质平衡紊乱，抗生素预防胆道感染，解痉止痛。

经皮选择性肝动脉造影及栓塞术是首选的治疗方法，特别是对病情危重、手术后胆道出血的患者，因为此种情况下实施手术的危险性较大，技术上亦较困难。

当不具备肝动脉栓塞的条件，而有大量出血时，需在较短时间的准备之后，应积极手术探查，术中清除血凝块，解除胆道梗阻，行胆总管引流，根据情况不同，目前常用的控制出血的方法如下。

(1)结扎出血的肝叶肝动脉支，当定位不够明确时，亦可结扎肝固有动脉。

(2)肝部分或肝叶切除术 对于肝外胆管出血，手术可以查清出血的来源，若出血来自胆囊，应行胆囊切除术；若出血来自肝动脉，则应切除或结扎该破溃的肝动脉支，单纯缝合胆管黏膜上的溃疡，一般不能达到止血的目的，很快又再破溃出血。手术时应同时处理胆道的病变，建立充分的胆道引流以控制感染。

# 第二节 胆 石 症

胆石症是胆道系统的常见病，因急性症状而住院的胆石症占外科急腹症的第2～3位。

### 一、流行病学

胆石症的发病率在不同地区、国家及民族差别很大。在美国成年人中胆石症。可达10％，其中印第安人的发病率更高。北欧、中美与南美皆为高发地区，日本的成年人中胆石症的发病率＜5％，而在东非胆石症极为少见。亚太地区原发性胆管结石的发病率明显高于欧美国家。黄耀权等调查天津市胆石症的总自然发生率为8.2％，并发现其易患因素：①胆囊结石易患因素与年龄、居住地、性别和营养有密切关系，$P<0.05$，其密切关系，其顺序为年龄＞居住＞性别＞营养；②胆管结石发生率与农民、居住地、年龄和工人有密切关系，其顺序为农民＞年龄＞居住地＞工人；③胆囊合并胆管结石自然人群发生率与居住地、工人、营养和年龄4种易患因素有关，其顺序为居住地＞工人＞营养＞年龄。

西方国家的胆石症以女性,40 岁以上肥胖者为多见,胆固醇结石为主。

我国胆石症患者女性稍多于男性,年龄范围较宽。据国内尸检材料统计,胆石症检出率约为 7%,80 岁以上的老年人可高达 23%。根据国内 26 个省市 146 所医院经手术治疗的 11 298 例的分析,胆囊结石最为多见,共 5 967 例,占 52.8%;胆囊、胆总管结石 1 245 例,占 11.0%;肝外胆管结石 2 268 例,占 20.1%;肝内胆管结石 1 818 例,占 16.1%,原发性肝内、外胆管结石发病率为 36.2%,较 20 世纪 60 年代报道的 50% 已有所降低。胆石症患者占普外住院患者总数的 10.05%。在这一大组病例中,男 3 707 例,女 7 635 例,男女之比为 1∶2。在西北及华北地区,男女之比为 1∶3,但在华南地区则为 1∶1。发病年龄最小者仅 3 岁,最高者为 92 岁,平均年龄为 48.5 岁。胆石症发病的高峰年龄为 50～60 岁。在我国的西安、兰州等西北地区以胆固醇为主要成分的胆囊结石为多,胆囊癌的发病率亦较高。

近年来,在我国一些中心城市胆囊结石与原发性胆管结石的比例已经发生了明显的变化。胆囊结石与胆管结石的比例,在北京为 3.4∶1.0,在上海为 3.2∶1.0,在天津为 4.5∶1.0。胆固醇结石在天津市占 64.8%,在上海占 71.4%,北京地区胆固醇结石与胆红素缩石之比为 1.00∶0.98,但在广大农村、边远地区及个别胆石症高发地区,仍以胆管结石及胆红素结石为最常见。这些情况显然与食品结构及结石的发病原因不同有关。

**二、病因与发病机制**

胆石症形成的机制是十分复杂的。近年的研究表明,临床上常见的两大类结石(胆色素与胆固醇结石)的形成机制不同。

**(一)胆色素结石**

胆色素结石多呈棕色或橘色,形状、大小不一,易碎,切面呈层状,常遍布于肝内、外胆管系统。胆石的成分,以胆色素钙为主,胆固醇的含量一般不超过 20%。

胆色素结石形成机制与胆道的慢性炎症、细菌感染、胆汁淤滞、营养因素等有关。常见的致病因素有复发性化脓性胆管炎、胆道阻塞、胆道寄生虫病(最常见的是胆道蛔虫病和中华分支睾吸虫感染)。感染是导致结石形成的首要因素,感染细菌主要是肠道菌属,大多数患者的胆汁培养均有细菌生长,其中最主要的是大肠埃希菌,厌氧性细菌亦较常见。胆汁淤滞是原发性胆管结石形成时的必要条件之一,因为只有在淤滞条件下,胆汁中成分才能沉积并形成结石。引起胆汁淤滞的原因是多方面的:胆总管下端炎症、狭窄是常见的原因,有时胆总管下端可能并无机械性梗阻,但并不排除由胆管炎所引起的胆管下端水肿和 Oddi 括约肌痉挛时所致的功能性梗阻,在梗阻的近端,胆道内压力升高,胆管扩张,胆流缓慢,因而有利于结石形成。在此种情况下,胆道寄生虫病能促使结石形成,在不少患者中可见到以虫体或虫卵为核心所形成的结石。

正常胆汁中,胆红素主要是水溶性的胆红素二葡萄糖醛酸酯的结合型胆红素,但结石中的胆红素主要是不溶于水的游离胆红素。因而,胆汁中结合型胆红素的去结合化是形成结石的原因。胆道感染时,大肠埃希菌属和一些厌氧杆菌感染能产生 β-葡萄糖醛酸酶,此酶在 pH 为 7.0 条件下,能将结合型胆红素水解生成游离胆红素,游离胆红素与钙离子结合形成不溶于水的胆红素钙,形成了胆色素结石。另外,胆汁中有来自组织的内源性葡萄糖醛酸苷酶,它的最适 pH 为4.6,在适宜情况下,亦能水解胆汁中的结合型胆红素。此外,胆汁中的黏蛋白、酸性黏多糖、免疫球蛋白等大分子物质,炎性渗出物,脱落的上皮细胞、细菌、寄生虫、胆汁中的金属离子等,均参与结石的形成。

**(二)胆固醇结石**

该类结石与胆固醇代谢障碍有关。种种原因使胆固醇含量增多和/或胆盐、卵磷脂减少,使胆固醇浓度相对增多,则胆固醇就会从胆汁中析出而形成结石。1968 年 Admirand 和 Small 用三角坐标来表示胆汁中胆固醇、胆盐和卵磷脂的相互关系。三角坐标中的任何一点都同时反映 3 种物质在胆汁中的含量百分比(指其中一种物质占 3 种物质总含量的百分比)。正常胆汁的各点都应在三角坐标的曲线以下,而胆固醇和混合结石患者的各点都在曲线上或曲线以上。

造成过饱和胆固醇沉淀的原因与以下因素有关:①肝脏胆固醇代谢异常;②肝肠循环障碍使胆酸池缩小;③饮食因素;④胆囊黏膜上皮脱落、雌性激素的影响等。

然而,近年来许多学者的研究发现,不但胆固醇结石患者胆囊胆汁中的胆固醇多呈过饱和状态,而且有 40%～80% 的正常人胆囊胆汁也常是过饱和的。此外,肝胆汁的胆固醇浓度往往比胆囊胆汁高得多,胆固醇结石却大都在胆囊内形成。这样,人们已认识到 Admirand-Small 三角还不能充分地说明结石形成的机制。近 10 年来胆固醇结石形成机制的研究主要在以下方面。

**1.胆汁动力学平衡体系的研究**

胆固醇在胆汁中主要以微胶粒和泡两种形式维持其溶解状态。微胶粒由胆固醇、磷脂、胆盐组成。泡是胆固醇、磷脂组成的复合体,两者相互联系,可以相互转化,在胆汁中形成一个动力学平衡体系,对胆固醇的溶解和析出起调节作用。泡可以溶解80%以上的肝胆汁中的胆固醇,是胆汁中胆固醇溶解及转运的主要形式。薄片是新发现的胆固醇、磷脂组成的聚合体,可以溶解一部分胆固醇,其作用机制尚待进一步研究。胆盐通过转运蛋白所产生电化学梯度分泌进入毛细胆管,而胆固醇与磷脂结合,以泡的形式由细胞支架(微管、微丝等)转运通过毛细胆管上皮细胞细胞膜,两个过程在一定程度上相互独立。当泡进入肝胆汁后,才与胆盐相互作用形成微胶粒,在成石性胆汁中泡与微胶粒同时存在。在某些情况下,如胆汁胆固醇分泌增加,胆盐分泌减少,以及某些促成核因子作用下等。胆固醇可以从微胶粒向泡转移,并使泡体积增大,不稳定,并容易发生聚集融合,从单层小泡到大泡进而形成复层大泡,析出胆固醇晶体,并可进一步形成胆固醇单水结晶,而单水结晶的生长和聚集是胆固醇结石的雏形。各种研究表明,由于胆汁胆固醇动力学平衡体系被破坏而产生的胆固醇过饱和是结石形成的基础。

2.胆固醇过饱和胆汁产生的机制

过饱和胆汁是胆固醇结石产生的先决条件。80%的胆固醇在肝脏代谢,而胆固醇结石患者肝胆汁成核时间比胆囊胆汁短,故而肝脏是胆固醇过饱和胆汁的产生场所。过饱和胆汁产生的机制很复杂,主要有以下几个途径。

(1)胆固醇分泌增加:目前认为造成胆固醇分泌增加的主要因素:①HMG-辅酶 A 还原酶活性增高,导致肝细胞合成分泌胆固醇增加。20 世纪70 年代,Salen、Cogne 等发现胆固醇结石患者的 HMG-辅酶 A 还原酶活性增高,以后 Key、Maton 等也从不同角度证实了这一结果。②酰基辅酶 A-胆固醇酰基转移酶(acyl coenzyme A-cholesterol acyltransferase,ACAT)的系统活性降低,致使胆固醇转化为胆固醇酯减少。ACAT 是胆固醇酯化过程中的限速酶,广泛存在于肝脏及胆囊黏膜中,20 世纪 80 年代以来,陆续报道 ACAT 在胆固醇结石患者的肝脏中活性降低,从而致使游离胆固醇分泌增加,促使结石形成。③脂类代谢紊乱。20 世纪 80 年代以来,不少学者报道胆固醇结石患者存在着明显的脂类代谢紊乱,主要是低密度脂蛋白(low-density lipoprotein,LDL)及乳糜微粒(chylomicron,CM)含量和/或具有活性的受体数目增加;极低密度脂蛋白胆固醇(very low densitylipoprotein-cholesterol,VLDL-C)含量增加;胆固醇逆向转运的载体高密度脂蛋白(HDL)含量和/或其在肝细胞膜上的受体数目减少。④由于 7-α 羟化酶活性降低,导致胆固醇合成胆酸减少,胆固醇分泌过多,年龄是一个重要因素。

（2）胆酸代谢障碍：胆汁酸是胆汁的主要成分，也是胆固醇体内代谢的最终产物。在肝细胞内质网微粒体酶系统作用下，胆固醇可逐步衍化为胆酸，7-α 羟化酶为这一过程的限速酶。大部分胆固醇结石患者存在胆酸代谢障碍，主要表现在以下几方面。①肝脏合成胆酸下降：胆酸合成主要受限速酶胆固醇 7-α 羟化酶及另外两个关键酶：12-α 羟化酶、27-羟胆固醇-7-α 羟化酶的调节，也受胆固醇和肝脏胆酸流量的反馈调节。胆固醇 7-α 羟化酶、12-α 羟化酶等都是细胞色素 P450 家族成员（CYP7A），在胆固醇结石患者中活性降低。②胆盐肠肝循环被破坏：对胆汁酸代谢动力学变化与胆固醇结石病的关系有过不少研究，表明胆盐肠肝循环被破坏可使体内胆酸池下降，从而导致结石形成。③胆盐成分改变：近年来国内外学者对胆盐成分变化对成石的影响进行了一系列的研究。胆固醇结石胆汁中去氧胆酸（DCA）的比例增加；胆酸（CA）鹅脱氧胆酸（CDCA）比例升高；甘氨结合胆酸增多而牛磺酸结合胆酸减少（G/T 比例升高）。

3.促、抗成核因子

肝胆汁的胆固醇饱和度比胆囊胆汁高，但胆固醇结石很少在肝胆管内形成，从而提示在胆囊胆汁中存在着促成核因子，而 40%～80% 正常人胆囊胆汁为过饱和胆汁，却未形成结石，所以胆囊胆汁中还存在着抗成核因子。

（1）促成核因子：能促使胆固醇结晶析出的胆汁蛋白质中，有黏蛋白性和非黏蛋白性的糖蛋白，而后者有选择性与刀豆蛋白凝结素 A 结合的特性。大部分为免疫球蛋白、磷脂酶、纤维连接蛋白等。①黏蛋白：胆囊黏膜上皮细胞分泌一种黏蛋白，可促使胆固醇成核。过饱和胆汁、胆盐、前列腺素、阿司匹林及炎症刺激等均可影响黏蛋白分泌。黏蛋白分泌过多时，可形成黏性弹力凝胶具有很强的胶着性，可使胆固醇结晶处于胶体状中，并促使其产生聚集，也有可能促进泡融合，形成复层泡，并减弱泡之间的排斥力。②免疫球蛋白：Harvey 等分离、提纯了 ConA 结合蛋白，其中一部分被证实为免疫球蛋白，主要为 IgM 和 IgA 以后，这一研究小组的报道指出 IgG 也具有明显的促成核活性，在胆固醇结石存在的胆囊胆汁中，IgG 的平均浓度是色素结石组或对照组的 3 倍，并且与 CSI 关系密切，当 CSI 处于 1.2～1.4 时 IgG 浓度最高。胆盐，尤其是 DC 可刺激 IgG 分泌，就成核活性而言，IgM＞IgG＞IgA。③其他促成核糖蛋白：近年来，国内外学者应用亲和层析、高效液相等技术，提纯到许多具有促成核活性的糖蛋白；如130 000 糖蛋白，42 000 糖蛋白，纤维连接蛋白等。

（2）抗成核因子：20 世纪 80 年代初，Seuell 等人就在胆固醇结石患者的胆囊胆汁中发现多种载脂蛋白，Ktbe 等将 Apo Ai、Apo A2 加入模拟胆汁中，可使成核时间延长 1 倍。另外,12 000、58 000、63 000 的糖蛋白,以及胆汁蛋白的片段等被认为具有抗成核作用。

4.胆囊动力学异常

早在 1856 年 Meckel、von Hensbach 就已提出胆汁淤滞是胆石一个重要发病因素。

胆囊运动过缓导致胆囊剩余容积增大,当胆囊胆汁处于过饱和状态,且滞留在胆囊内时间过长时,可沉淀在胆囊黏膜表面,并且刺激黏蛋白的分泌,促使胆固醇成核。大量的动物实验表明,在结石形成之前,胆囊收缩力就已减弱。Carey 等发现,正常人 50% 的肝胆汁进入胆囊,另 50% 排入十二指肠;而在胆固醇结石患者中,只有 30% 肝胆汁进入胆囊,70% 则排入十二指肠,从而说明胆固醇结石患者胆囊排空容积减少,利用现代影像技术,如超声波、核素扫描等发现胆固醇结石患者的空腹胆囊容积、餐后或静脉注射缩胆囊素(CCK)后残余容积均较正常人大,胆囊排空也延迟。

5.胆固醇结石的免疫学研究

胆固醇结石患者往往伴有急、慢性胆囊炎提示感染也可能是胆石形成的重要因素,在炎症反应中,细胞因子充当了一个重要角色。TNF-α 可以使肝细胞摄取胆酸,特别是牛磺酸减少。IL-6可抑制体外原代培养的肝细胞摄取胆盐,还抑制牛磺酸的转运蛋白及 $Na^+$,$K^+$-ATP 酶的活性,TNF、IL-2、IL-4 等可降低细胞色素 P450(如 CYP2A、CYP3A 等)的活性,而胆酸合成的限速酶 7-α 羟化酶就是 CYP7a。

6.胆固醇结石的分子遗传病因学研究

胆固醇结石患者有明显的家族聚集倾向。多数学者认为,胆固醇结石是具有遗传背景的多基因疾病。与胆固醇结石成因关系密切的 7-α 羟化酶、载脂蛋白、胆固醇转运蛋白等均发现存在基因多态性。寻找胆固醇结石成因的独立候选基因已成为当前的一个研究热点。

**(三)黑色结石**

近年来黑色结石受到普遍的重视,有人称之为第 3 结石。根据日本东北大学第一外科的报道,在20 世纪 60—70 年代,黑色结石仅占 10% 以下,但到 20 世纪 80 年代已增加到 22%,现在已知,黑色结石的形成往往与并存的疾病背景和施行过某些特定的手术有关。

1.肝硬化与胆石

根据佐藤寿雄的报道,在肝硬化的患者中并发胆石者为 13.3%,约为一般成年人的两倍。在这些结石中黑色结石占半数以上。在推论肝功能障碍与黑色结石形成的关系时,有学者认为,肝硬化患者常有高胆红素血症,有利于结石的形成;另外,由于充血性脾大及脾功能亢进,可增加红细胞的破坏及溶血或为黑色结石的来源。

**2.溶血性黄疸与胆石**

溶血性黄疸的患者,由于高胆红素血症存在常并发胆囊黑色结石。在佐藤寿雄报道的因溶血性黄疸而施行脾切除术的 58 例中,有 28 例(48%)已发生胆石,其中黑色结石 23 例,占 82%。

**3.胃切除术后的胆石症**

许多报道证实在胃大部切除术后胆石症的发病率明显增高。佐藤寿雄等对胃切除前没有胆石的300 例,进行了术后随访,术后发生结石者 58 例,占19.3%。樱庭等对 120 例因胃癌而进行胃大部切除术的患者进行了随访。在随访半年以上的 43 例中,有 11 例发生了结石,发生率为 26%。一些学者认为,胃切除术后的时间与胆石发生率之间似无明显的关系,术后两年之内胆石的发生率已达20%左右,说明在术后短期内即开始有结石形成。从结石的部位来看,仍以胆囊结石为主。从结石种类来分析,黑色结石约占 40%,其次为胆固醇结石,胆色素钙结石约占17.4%。樱庭等的研究表明,在胃切除术后胆囊收缩功能低下,多呈弛缓性扩张,经过 3~6 个月后运动功能才大体上恢复到术前水平。该学者认为胆囊收缩功能低下,胆汁排出延缓,进而引起炎症,是术后结石形成的主要原因。如果对胃癌的患者进行胆道周围淋巴结清除术,由于胆囊周围粘连,会进一步加重排空障碍,从而结石形成的机会也进一步增加。

**4.心脏瓣膜替换术后的结石**

瓣膜替换术后胆石的发生率明显增高。Mevendins 报道,胆石的发生率高达 31%,均为黑色结石。佐藤寿雄等对日本东北大学胸外科进行过瓣膜替换手术 1 年以上的 103 例患者进行了随访观察,发生胆石者 17 例,占 16.5%。替换机械瓣膜的胆石发生率高于生物瓣。因机械瓣更易产生溶血。结石以黑色结石为主。

除上述 4 种特殊情况外,有的报道还表明,在Ⅳ型高脂血症胆石的发生率增高。Ahllearg 等的研究表明,此类患者肝 HMG-辅酶 A 还原酶的活性增高,约为正常人的两倍,故此类患者的胆汁多属于胆固醇超饱和胆汁,这可能是胆石发生率高的主要原因。糖尿病患者胆石发生率亦较高。佐藤寿雄等报道,男性发生率为 14%,女性为 16%。成石的原因可能是多方面的,有人认为与糖尿病患者胆囊收缩功能低下有关,还有人报道糖尿病患者胆汁酸浓度下降,从而引起胆固醇的超饱和。

### 三、病理生理

胆石症发生后,可引起胆道系统、肝脏,以及全身一系列病理解剖及病理生理改变,主要有以下几项。

#### (一)胆囊

由于胆石的长期刺激及继发感染可引起急性或慢性胆囊炎,胆囊管发生梗阻后可导致胆囊积水,若继发细菌感染,则可形成胆囊积脓。胆囊坏死穿孔后则出现胆汁性腹膜炎。胆囊颈部结石可对肝总管形成压迫,甚至导致肝总管梗阻、坏死、穿孔,临床上可发生感染、黄疸,称为米瑞兹(Mirizzi)综合征。

#### (二)胆管

胆管结石造成胆管梗阻后使胆汁流通不畅,出现胆道压力增高,临床上表现为梗阻性黄疸。若有继发性细菌感染则可出现轻重不同的胆管炎。

#### (三)肝脏

胆石症引起的继发性肝损害与胆石的部位、胆管梗阻的程度与持续时间有关。据临床肝脏活体组织检查所见,胆管结石的患者几乎百分之百、胆囊结石则有70%以上的患者肝脏形态学改变,病变程度可由轻微的炎细胞浸润直至胆源性肝脓肿、间质性肝炎、局灶性肝萎缩病和胆汁性肝硬化。

#### (四)全身损害

当胆石症并发严重感染及梗阻性黄疸时,可引起败血症等一系列全身性损害,甚至导致多器官系统衰竭。

### 四、胆石症的分类

#### (一)根据结石形态特点分类

1.结石部位

按部位分:①胆囊结石;②胆总管及肝总管结石;③肝内胆管结石。

2.结石大小

按大小分:①泥沙样结石及微结石(横径<0.3 cm);②小结石(横径<0.5 cm);③中结石(横径0.5~1.5 cm);④大结石(横径≥1.5 cm)。

3.结石形状

圆形、梭形、多角形、不规则形等。

**4.结石数量**

单发结石、多发结石。

### (二)根据结石成分和结石表面、剖面的特点分类

**1.放射状石**

灰白、透明,剖面呈放射柱状,由结晶组成,核心多为少量色素颗粒团块。

**2.年轮状石**

多为棕黄色,切面有放射状结晶,同时具有多个同心圆的深棕色年轮纹,此年轮纹非真正层次不能分离。

**3.岩层状叠层石**

淡黄或灰白,呈致密光滑的叠层状,可以剥离,实体镜下为片状胆固醇结晶组成,各层间夹有细线状结构,为胆红素颗粒或黑色物质组成。

**4.铸形无定形石**

多为深棕色结石,其形态由于所在解剖部位不同而各异,切面无定形结构。电镜下为大量胆红素颗粒和一些胆固醇结晶所构成。

**5.沙层状叠层石**

剖面呈松弛的同心圆层状,为大小相仿的胆红素颗粒组成,各层间被白色颗粒分离,经定性大部分为胆固醇,少数结石的间隔为黑色物质所组成。

**6.泥沙状石**

棕色、易碎、小块或泥沙状,电镜下皆为稀疏的胆红素颗粒集聚。

**7.黑色结石**

黑色结石即所谓纯色素石,见于胆囊内,直径约为 0.5 cm,黑色有光泽、硬、表面不规则,切面如柏油状。电镜下为片状颗粒状结构,排列极为致密。

第 1~3 类结石的主要成分为胆固醇,此类结石多发生于胆囊内。第 4~6 类结石主要成分为胆红素钙结石,此类结石可以发生在胆道的任何部位,但以肝内胆管与胆总管为多见,结石无一定形状,有时呈泥沙或胆泥状,硬度不一,常易压碎。

### (三)根据中医辨证特点分类

(1)气滞型(肝郁气滞型)。

(2)湿热型(湿热蕴结型)。

(3)毒热型(热毒积聚型)。

(4)血瘀型(肝郁血瘀型)。

## (四)根据临床特点分类

### 1.胆囊结石

(1)无症状胆囊结石。

(2)有症状胆囊结石(绞痛性、急性及慢性胆囊炎)。

(3)胆囊与胆管结石:①以胆囊结石症状为主的胆石症;②以胆管症状为主的胆石症。

(4)伴有严重并发症的胆囊结石:①胆囊管狭窄;②胆囊积水;③胆囊积脓;④胆囊胰腺炎;⑤Mirizzi综合征;⑥并发胆囊癌的胆囊结石;⑦并发 Oddi 括约肌狭窄的胆囊结石。

### 2.胆管结石

(1)胆总管下端结石:①伴括约肌狭窄;②无括约肌狭窄。

(2)胆总管结石。

(3)肝内胆管结石:①右肝管结石;②左肝管结石;③多发性肝内胆管结石。

(4)胆囊与胆管结石。

(5)伴有严重并发症的胆管结石:①梗阻性黄疸;②急性梗阻性化脓性胆管炎(AOSC);③胆管炎性肝脓肿;④胆道出血;⑤胰腺炎;⑥胆汁性肝硬化;⑦并发胆管癌变。

## (五)胆囊结石的 B 超分类

CT 和 B 超波均能够初步满足这种分类的要求。由于 B 超波费用低廉且可进行多次重复检查,故更受到医学界的重视。

日本千叶大学第一内科土屋幸浩等提出了如下的分类方法,很有参考价值。

### 1.大结石

直径在 1.0 cm 以上的结石为大结石,根据其超声影像的特点分为 3 型。

(1)Ⅰ型结石:胆石表面呈现较浊回声的光团影像,向内部逐渐减弱,结石下面可出现声影,根据光团的形状又可分为Ⅰa(球形)、Ⅰb(半月形)及Ⅰc(新月形)。此类结石为胆固醇结石,无钙化。

(2)Ⅱ型结石:在结石的浅部出现一个狭窄的强回声光团,伴有一个强声影此为Ⅱa,如在结石的中心部又出现一个强光点则为Ⅱb。多为伴有钙化的混合结石,呈层状结构。

(3)Ⅲ型结石:结石虽可显示,但光团较弱,声影亦较模糊不清。此类结石为色素结石,多容易伴有细菌感染。

**2.小结石**

直径在 1.0 cm 以下的结石属于小结石,多发性为主,根据其占据胆囊容积的大小及结石群体结构又可分为:①充满型结石;②堆积型结石;③游离型结石;④浮游型结石;⑤块状型结石。充满型结石及堆积型结石除表示结石数量多以外,也反映胆囊运动功能已经丧失或严重障碍。小结石容易引起胆囊管的梗阻及容易引发胰腺炎。

### 五、临床表现

胆石症的症状和体征与胆石的部位、大小,胆管梗阻的程度,以及并发症的有无等因素有关,现将主要临床表现分述如下。

**(一)临床症状**

**1.腹痛**

腹痛是胆石症的主要临床表现之一。胆石症发作时多有典型的胆绞痛,为上腹和右上腹阵发性痉挛性疼痛,伴有持续性加重,常向右肩部或肩胛部放射。腹痛的原因是胆石从胆囊移动至胆囊管或胆管内结石移动至胆总管下端或从扩张的胆总管移行至壶腹部时结石嵌顿所引起。由于胆囊管或胆道梗阻使胆囊或胆管内压升高,胆囊或胆总管平滑肌扩张及痉挛,试图将胆石排出而产生剧烈的胆绞痛。90%以上的胆绞痛为突然发作,常发生在饱餐、过劳或激烈运动之后。除剧烈胆绞痛外,患者常表现坐卧不安;甚至辗转反侧,心烦,常大汗淋漓,面色苍白,恶心呕吐。每次发作持续时间可以数十分钟到数小时。如此发作往往需持续数天才能完全缓解。疼痛缓解和消失表示结石退入胆囊或嵌顿于胆管下端的结石移动或通过松弛的括约肌排出胆道,此时其他症状亦随之消失。由于结石所在部位的不同,腹痛的临床表现特征也有所不同。

(1)胆囊结石:胆囊内结石(尤其是较大结石)不一定均产生绞痛,有的可以终生无症状,称之为安静胆囊结石。胆囊颈部结石极易引起急性梗阻性胆囊炎。胆囊袋,又称哈德门袋,是胆囊颈部一个袋状结构,极易堆积结石而产生胆绞痛。除胆绞痛外,还可出现恶寒、发热等感染症状,严重病例由于炎性渗出或胆囊穿孔可引起局限性或弥漫性腹腔炎,因而出现腹膜刺激症状。部分病例可在腹部检查时触及胀大的胆囊。如结石不大或胆囊管直径较粗时,从胆囊排出的结石进入胆总管,但可能嵌顿在壶腹部引起胆绞痛、梗阻性黄疸、化脓性胆管炎,甚至出血性坏死性胰腺炎。

(2)胆总管结石:约 75% 的患者有上腹部或右上腹部阵发性剧烈绞痛,继疼痛之后约 70％的患者出现黄疸,黄疸的深浅随结石嵌顿的程度而异,且有波动性升降、如胆石阻塞胆道合并胆道感染时,可同时出现腹痛、寒战与高热、黄疸三联征症状。病变在胆总管时,疼痛多局限在剑突下区,如感染已波及肝内小胆管时,可出现肝区胀痛和叩击痛。

(3)肝内胆管结石:常缺乏典型的胆绞痛,发作时常有患侧肝区持续性闷胀痛或叩击痛,伴有发热、寒战与不同程度的黄疸。一侧肝内胆管结石多无黄疸。如结石位于肝右叶疼痛可放散至右肩及背部;左侧肝胆管结石放散至剑突下、下胸部。如结石梗阻于肝左、右胆管或二、三级胆管,亦可引起高位梗阻性化脓性胆管炎的表现。

2.胃肠道症状

胆石症急性发作时,继腹痛后常有恶心、呕吐。呕吐内容物为胃内容物,此后腹痛并不缓解。急性发作后常有厌油腻食物、腹胀和消化不良等症状

3.寒战与发热

与胆道感染的程度有关:胆囊炎多继发于胆囊结石,它们之间有互为因果的关系,可出现不同程度的发热,梗阻性坏疽性胆囊炎可有寒战及高热,胆管结石常并发急性胆管炎,而出现腹痛、寒战高热和黄疸三联征。当胆总管或肝内胆管由于结石、蛔虫和胆管狭窄等造成胆管急性完全梗阻时,胆管扩张,胆管内压升高,管腔内充满脓性胆汁,大量细菌和内毒素滞留于肝内,通过肝窦状隙进入血液循环而导致败血症和感染性休克,此种病变称之为急性梗阻性化脓性胆管炎(AOSC)。典型的 AOSC 除上述三联征外,还可出现血压降低(四联征),如再出现神志障碍则称之为 Reynald 五联征。

4.黄疸

胆囊结石一般不出现黄疸,但约有 10％的患者可以出现一过性黄疸。发生黄疸的原因可有以下几种:①胆囊炎同时并发胆管炎或结石排出至胆总管;②肿大的胆囊压迫胆总管,引起部分性梗阻,即 Mirizzi 综合征;③由于感染引起肝细胞一过性损害,在合并胆总管结石时,70％以上的患者可以出现黄疸,黄疸呈波动性,如不清除结石或解除梗阻,虽经各种药物治疗亦消退很慢,迁延日久可引起胆汁性肝硬化。

(二)体格检查

胆囊结石的体征与胆道梗阻的有无及炎症的严重程度密切相关。

1.全身检查

在发作期呈急性病容,感染严重者有体温升高及感染中毒征象,如伴有呕吐

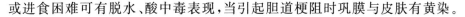

或进食困难可有脱水、酸中毒表现,当引起胆道梗阻时巩膜与皮肤有黄染。

2.腹部检查

胆囊结石的腹部压痛多局限于剑突偏右侧或(和)右上腹胆囊区,胆囊复发性梗阻时可触及胀大的胆囊,随着炎症的加重,也可出现肌紧张与反跳痛。墨菲征在胆囊结石引起的胆囊炎中多呈阳性。

胆管结石的腹部压痛多在剑突下偏右侧,可能触及胀大的胆囊;位于肝内胆管的结石压痛在右肝区,有时伴有肝大;左肝管结石压痛位于剑突或左上腹部。

### 六、诊断与鉴别诊断

#### (一)诊断

根据病史、体检及必要的特殊检查,胆石症的诊断多无困难。对于少数缺乏明确病史及典型症状的病例,特别是老年患者,需借助于超声波或 X 线检查加以确诊。在出现梗阻性黄疸时,要结合实验室和其他胆道图像检查加以确诊。对胆石症的诊断,不能仅仅满足于是否有胆石的初级层次诊断,还应对结石的部位、结石的大小及数目、胆囊的形态与功能改变、胆总管下端(包括 Oddi 括约肌)有无梗阻,以及是否合并有其他并发症等作出明确的判断。现将常用的诊断方法及检查程序分述如下。

1.病史与临床表现

除无症状的胆石症外,70%以上的患者有典型的胆绞痛或胆道感染的病史,部分患者可有胆道手术史。为了能全面明确胆石症的诊断,必须仔细询问胆绞痛发作的情况,以及胆绞痛与其他症状如恶心呕吐、发热寒战、黄疸等之间的关系。腹部检查要注意压痛点的位置、右上腹饱满和胀大的胆囊。

2.实验室检查

(1)在胆石症的发作间歇期,实验室检查多无阳性发现。

(2)发作期的检查所见与急性胆囊炎、急性胆管炎或 AOSC 相同。

(3)如出现梗阻性黄疸可见血清胆红素增高,血清碱性磷酸酶和 r-谷氨酰转肽酶升高。黄疸持续时间较长,可有不同程度的肝功能损害,严重者可出现凝血机制障碍。对梗阻性黄疸患者要按半急症对待,尽可能在较短时间完成各项检查并采取有效的治疗措施。

3.十二指肠引流液检查

十二指肠液中查到胆沙或胆固醇结晶,有助于诊断,若查到细菌或寄生虫卵则更有参考价值。胆汁缺乏说明胆囊管有梗阻或者胆囊功能已经丧失。

4.超声波检查法

该法是一种无创伤性的检查方法,是胆石症的首选诊断方法。除能发现胆石的光团和声影外,还能了解胆管扩张的程度、胆囊的大小和炎症程度,对疾病能作出定性定量的诊断,对选择治疗方法很有帮助。

5.内镜逆行胆胰管造影术(ERCP)检查

ERCP 为一种诊断与介入治疗的理想方法。ERCP 常能显示胆管的内部病变,如结石阴影、胆管扩张的程度,以及胆管下端有无梗阻等。

6.经皮肝穿刺胆道造影术(PTC)检查

PTC 是梗阻性黄疸的重要检查方法。一般在 CT 或 B 超波导向指引下进行 PTC,可显示胆管扩张的程度和梗阻部位。肝内胆管扩张达 0.5 cm 以上者,PTC 的成功率可达 95% 以上。

7.手术中胆管造影、胆道镜检查与 B 超检查

胆管结石的术中检查也十分重要,除常规检查外,应用手术中胆道造影与胆道镜检查可以大大减少残余结石的发生率。胆道镜检查还能直接观察胆道黏膜,作出胆管炎的形态学分类,对胆管的其他病变,如胆管狭窄、肿瘤等也能作出准确的判断。

术中 B 超检查已在越来越多的临床单位中应用于临床。此种检查方法更便于肝内胆管结石的定位,同时还可较具体的了解肝、胰等邻近器官的病理损害,对于提高胆石症的手术效果有十分重要的实用价值。值得注意的是,上述几种特殊检查除需要有专用设备外,进行这些检查还延长了手术时间,增加了手术污染的机会,故应严重选择适应证,注意无菌操作,以免给患者增加额外负担。

**(二)鉴别诊断**

胆石症的鉴别诊断亦十分重要。

1.发作期需要鉴别的疾病

先天性胆总管囊性扩张、胆道蛔虫病、胆道运动障碍、溃疡病穿孔、胰腺炎、肠梗阻、右侧肾结石、右下肺炎或胸膜炎等。

2.非发作期需要鉴别的疾病

肝炎、肝硬化、肝或胆囊癌、胆管癌、壶腹周围癌、慢性胰腺炎、胰腺癌等。值得提出的是,胆石症常常伴发或继发于许多其他消化道疾病,如肝硬化、溃疡病、先天性胆总管囊性扩张、胆囊癌等。这些都增加胆石症的诊断与鉴别诊断上的困难性。

### 七、治疗

回顾我们治疗胆石症的历史,不难发现,20 世纪 50 年代以前基本上是采用外科手术治疗,20 世纪60 年代在中草药治疗的基础上出现了排石疗法,20 世纪70 年代许多单位开展了溶石疗法。之后,随着现代化诊断设备与技术的引进,人们发现原来采用的中药治疗对某些病例存在较大的盲目性,疗效也不肯定。而对于胆道感染、胆道功能性疾病疗效甚佳,因此在中西医结合围术期、胆道感染、胆道术后应用中药防止结石再生等方面有广泛应用并获良好临床结果。

胆石症治疗方法的选择,要根据患者的周身情况,发病原因,以及结石的位置、大小、伴随的病变等,进行合理的选择,有时还需要几种治疗方法配合使用。

#### (一)合理的选择治疗方法

**1.胆囊结石**

原则上宜采用手术治疗,但也要区分不同情况,灵活对待。

(1)无症状胆囊结石:对这类结石是不是需要施行预防性胆囊切除术,目前尚有不同意见。主张不做胆囊切除术的理由是,这类患者术前无症状或仅有轻微上腹部疼痛,如贸然手术,于术后症状有时比术前还要多。多数外科医师认为,凡确属在查体中发现的无症状结石,均可采用定期随诊的方法进行观察,待有明确的手术指征时再考虑手术。口服溶石药物对肝功能有一定损害,一般不主张采用。如有急性发作,应立即进行手术治疗,切除胆囊。

(2)症状性胆囊结石。①伴急性胆囊炎的胆囊结石:除并发急性梗阻性坏疽性胆囊炎的胆囊结石需采用急性期手术治疗外,多数病例均先采用中西医结合非手术治疗以控制急性症状。然后进行胆道系统的全面检查,根据检查结果再决定施行手术治疗或非手术治疗。②伴慢性胆囊炎的胆囊结石:若患者已有反复发作,胆道系统检查有多发或较大结石者,宜采用手术治疗。对于 3 mm 以下的微小结石,直径<0.5 cm 的小结石,有人认为是一种危险结石,因游动性大,容易嵌顿在胆囊管内或引起胰腺炎等严重并发症,宜早期手术。③胆囊结石伴有继发性胆总管结石:这类结石原则上宜采用手术治疗,但在具备较好内镜条件的单位,应先行内镜括约肌切开术(EST),先取出胆总管结石然后再行腹腔镜胆囊切除术,可缩小手术范围,减少住院时间。④伴有严重并发症的胆囊结石:这类结石应及时采用手术治疗,术前应尽量将病变的性质和程度判定清楚,以便选用合理的手术术式并最大限度地避免手术并发症的发生。

**2.胆管结石**

胆管结石的适应证选择,大致可分为以下两类情况。

（1）非手术治疗适应证：肝胆管泥沙样结石、胆总管结石直径＜2.0 cm，均可采用十二指肠镜取石，一些内镜中心具有胆道镜的子母镜，更可以取出肝内胆管的结石。

当胆总管下端的狭窄段不超过 2 cm，结石直径不超过 2 cm 者，可先行经内镜括约肌切开术（EST），用网篮取出结石，对较小分散的结石可给予复方大柴胡汤以增加胆汁分泌，冲刷胆道，可取得良好的治疗效果。较大结石可采用液电碎石或激光碎石的方法 1 次或数次取出结石。据天津市中西医结合急腹症研究所一组病例统计，在施行 EST 及中药治疗的 115 例中，排出结石者 114 例，占99.1％，其中完全排净者 105 例；结石排净率为 91.3％。

（2）手术治疗的适应证：对于有一叶或一段肝组织萎缩、肝内胆管多发结石、伴有胆管（肝内或肝外）狭窄及其他并发症的胆管结石，应采用手术治疗。

**（二）非手术治疗方法**

1.排石疗法

在 20 世纪 80 年代，有人将具有疏肝利胆、通里攻下作用的中药与具有解痉止疼效果的针刺疗法和能促进排便作用的硫酸镁按时间顺序联合给予，称之为排石的总攻疗法，以增加疗效。

该种排石方法在 20 世纪七八十年代广为应用，对适应证选择较好的病例有一定疗效，但在排石过程中还应密切观察病情变化。如患者先有腹痛加重，随后突然缓解、体温下降或黄疸消退，往往提示为排石现象；若腹痛持续不止，体温升高，脉搏加快，血压下降，黄疸加重，则是病情加重，服用通便药物时，切忌太过，对体质虚弱者还要适当补液。排石过程中还进行常规的大便筛石。遇有结石过大、严重胆道感染、结石与胆管壁粘连等情况，排石可能无效，应及时中转手术。

2.溶石疗法

胆石的溶解剂亦具备以下条件：①具有促进胆固醇、胆色素的溶解能力；②对身体无毒；③能与胆石较长时间接触或能维持一定的浓度。

胆囊结石的溶石疗法：目前最常用口服溶石剂是鹅脱氧胆酸（chenodeoxycholic acid，CDCA）和熊脱氧胆酸（ursodeoxycholic acid，UDCA）。胆囊结石的溶解剂只对无钙化的胆囊胆固醇结石效果较好，而且结石的直径在 0.5 cm 以下、胆囊功能较好的病例。CDCA 的开始剂量为每天 1 000 mg，然后减至每天500 mg。近年不少报道指出：CDCA 并非治疗胆石症的理想药物，因为溶石率较低（一般在 20％左右）、服药时间长（一般要服半年到 1 年）、停药后结石还会再度形成。重要的是此类胆酸制剂对肝功能有一定损害，要每月进行肝功能检查，一旦有肝功能异常即应停药。

### 3.内镜取石

由于现代科技的发展,内镜性能的不断改善,在胆石症的治疗中也发挥越来越明显的作用。内镜取石的途径如下。①经十二指肠镜取石:用网篮或取石钳取石。②胆道镜或经皮肝胆道镜取石:胆道镜取石已相当普遍,可手术中取石,也可手术后经过 T 型管窦道进行取石。经皮肝胆道镜取石多用于胆管狭窄或不能接受再次手术的病例。③经腹腔镜胆道镜取石术,即"二镜联合"取石术:这种技术已在一些有条件的医疗中心应用于胆管结石中。首先在腹腔镜下切开胆总管,再以胆道镜进行胆道探查、取石。该术式不仅可用于肝外胆道结石的患者的治疗,亦可用于肝内胆管结石患者。其疗效确切,恢复快,住院时间短,已获得成熟经验。④碎石疗法:多用于胆道术后的残余结石中,可通过十二指肠镜进行,其碎石方法有:机械碎石、电气水压碎石、ND-YAG 激光碎石。

### 4.胆囊结石的体外冲击波碎石

体外冲击波碎石自 1985 年开始应用于临床,最初始于德国慕尼黑大学,现已有不少国家开始应用。最初的体外冲击波碎石装置由冲击波发生装置,超声波或 X 线装置,浴槽,脱气及给水装置,以及油压悬动台等。新一代的碎石装置已不必以水浴方式进行操作。体外冲击波碎石主要适用于以下几种情况:①无钙化的胆固醇结石;②单发结石或最多不超过 3 个的多发结石,最大直径不超过 3.0 cm;③当患者体位变化时,可见移动的结石;④胆囊功能较好,适合于服用溶石剂者;⑤无严重系统疾病又能耐受冲击波治疗者。患者在硬膜外或全身麻醉后先用 B 超波捕捉结石,随后移动悬动台对好冲击波焦点,再次用 B 型超声波或 X 线核对位置。发射冲击波约 1 800 次,治疗时间为 20~45 分钟,冲击波治疗后 2 小时可经口进食,次日生活可转为正常。

在冲击波治疗 1 周前开始口服溶石剂,每天 CDCA 及 UDCA 各 300 mg,一般需服用以碎石完全排净后 3 个月为止。

根据德国 Sackmann 的报道,97 例患者进行了 101 次冲击波碎石治疗,除 1 例外均取得了良好的碎石效果。碎石的排出还需要一定的时间:1 个月内排净者仅 30%,3 个月为 56%;6 个月为 75%。在碎石及排石的过程中患者可出现一定的反应,在 Sackmann 报道的病例中,有 36 例(37.1%)有偶发的肚腹痛,有一个患者并发了轻度胰腺炎。

经近 30 年的临床应用,体外碎石并未显示出早期报道的临床疗效。日本村田等人的报道表明,B 超 I a 型胆石消失率最高,可达 70%,I b 型为 38.9%,I c 型则仅为 15.4%。结石愈大消失率愈低,10~14 mm 结石的消失率为 83.3%,

15～19 mm 者为 61.5％,20～24 mm 者为 35％,25～29 mm 者仅为 33.3％。

体外冲击波碎石为胆囊结石的治疗开辟了一条可能的新途径,但还必须正确地选择治疗适应证及进一步改进碎石及排石措施,否则也难取得满意的疗效。

**(三)手术疗法**

手术疗法是治疗胆石症十分重要的手段。由于我国胆石症在发病上的一些特点,如肝内胆管结石多、胆管狭窄多等,在胆石症的手术疗法上也积累了十分丰富的经验,治疗效果也不断提高。

手术时机:胆石症的手术时机,应根据胆道伴随病变的不同情况来选定。在可能的情况下,应尽量选择择期手术,避免急症手术。只是在胆道伴随有严重急性病变、难于用非手术疗法控制时,方考虑急症或早期手术,如胆囊结石伴有急性坏疽性胆囊炎,胆管结石并发急性梗阻性化脓性胆管炎等。

在有下列两种情况时,可考虑分期手术。

1.胆囊结石的分期手术

胆囊结石并发急性坏疽性胆囊炎,因患者周身情况较差或伴有其他重要器官并发症或因胆囊周围解剖关系不清,难于采用胆囊切除术时,可先行经皮肝胆囊穿刺引流术(PTGD)或胆囊造瘘术,待病情好转后(一般为术后 3 个月左右),进行第 2 次手术。

2.胆管结石的分期手术

在胆管结石合并急性梗阻性化脓性胆管炎(AOSC)或急性高位梗阻性化脓性胆管炎(AHOSC)时,以及布满胆管的肝内与肝外胆管结石(还常伴有胆管狭窄或肝叶的萎缩等),也很难采用 1 期手术予以解决。第 1 期手术通常要解决严重的感染或对肝脏影响较大的肝内梗阻问题,第 2 期手术再解决胆道的残余结石或建立新的胆肠引流。

# 第三节　胆道寄生虫病

**一、胆道蛔虫病**

**(一)概述**

胆道蛔虫病是一种常见的胆道寄生虫病,农村儿童较为多见,是原发性胆管结石的原因之一。随着卫生条件的改善和防治工作的提高,近年来本病发生率已有明显下降。

### (二)病因

肠道蛔虫病是常见的寄生虫病,蛔虫通常寄居在人体小肠的中段。当蛔虫寄生环境变化时而发生窜动,向上游动至十二指肠,便有可能进入胆道。胆道蛔虫病发生大致有以下原因:①蛔虫有喜碱厌酸的特性,胃酸度降低时蛔虫便可因其寄生环境的变化而向上游动至十二指肠,儿童和孕妇发病率较高,可能与其胃酸度低有关。②蛔虫有钻孔特性,上行游动至十二指肠时可经十二指肠乳头进入胆道,特别在 Oddi 括约肌收缩功能失调时,蛔虫更易钻入胆道。③全身或局部环境改变,如发热、呕吐、腹泻及饮酒等可刺激蛔虫活动,上行至十二指肠进入胆道。④驱蛔虫药应用不当,可刺激蛔虫钻入胆道。

### (三)病理

蛔虫进入胆道时由于机械性刺激,引发 Oddi 括约肌痉挛收缩产生剧烈的上腹钻顶样绞痛,当虫体完全进入胆总管后,疼痛有所缓解。进入胆道内的蛔虫,可以停留在胆总管内或继续向上至肝内胆管,以左侧肝胆管较为常见,蛔虫经过胆囊管进入胆囊则较少见。虫体在胆总管内引起机械性胆道梗阻,胆汁排泄不畅致胆道内压增高,梗阻常为不完全性,较少引起黄疸。蛔虫同时可带入大量肠道内细菌进入胆道,在胆汁淤积的同时,细菌大量繁殖,可引起胆管炎、急性胆囊炎,并可能发生肝实质感染并脓肿形成,也可引发胆道出血、胆道穿孔等并发症,严重时可引发急性梗阻性化脓性胆管炎,危及生命。蛔虫进入胆道内后,仍可继续排卵,蛔虫卵亦可存在肝组织内,刺激周围组织反应,引起肝脏的蛔虫卵性肉芽肿。当蛔虫退出胆道时,上述病理改变或可消退。当蛔虫未退出胆道时,往往不能长期存活,虫体的尸体碎片或虫卵又可成为结石核心,引发胆石症。

### (四)临床表现

1.病史

曾有便、吐蛔虫史,多有不当驱蛔虫史或有消化道功能紊乱病史。

2.症状

虫体刺激可产生 Oddi 括约肌的强烈收缩或痉挛。这种痉挛可引发剑突下偏右的剧烈阵发性绞痛,并有钻顶的感觉,以致患者坐卧不安,捧腹屈膝,但始终未能找到一舒适的体位。疼痛开始时可伴有恶心、呕吐。起病初期,一般无发冷、发热等胆道感染症状。患者可呕吐蛔虫,当虫体蠕动停止或括约肌疲劳时,疼痛可完全消失,因此,患者常有突发、突止的上腹部剧烈钻顶样绞痛。虫体带入的细菌大量繁殖并发胆道感染时,临床上可出现寒战、发热和黄疸等,甚至急性梗阻性化脓性胆管炎的临床表现,即 Reynolds 五联征,并发肝脓肿、胰腺炎时出现相应临床表现。

3.体征

腹部体征在缓解期可无明显异常,发作期可有剑突下或偏右方深压痛,无反跳痛和肌紧张,常与症状不符,体征轻微与症状不符是本病特点,黄疸少见。当伴有不同并发症时,可有相应体征。

**(五)辅助检查**

1.实验室检查

嗜酸性粒细胞多增高,合并感染时白细胞计数增高。呕吐物、十二指肠引流液、胆汁或粪便中可查见蛔虫卵。

2.影像学检查

B超可见胆道内典型的蛔虫声像图等;ERCP、MRCP 有助于诊断。

**(六)诊断**

剧烈的腹部绞痛与不相称的轻微腹部体征是本病的特点和诊断要点,结合 B 超和 ERCP 检查可明确诊断。诊断依据如下。

(1)幼虫移行至肝脏时,常引起暂时性肝炎,可表现为发热、荨麻疹和肝区钝痛不适。

(2)成虫移行肝脏时,常有以下特点:①发病初期常有胆道蛔虫的典型症状,如突发性上腹阵发性绞痛和不伴有与此绞痛相应的腹痛体征,疼痛间期则宛如常人。②发病过程中可并发急性化脓性胆管炎、肝脓肿和胆道出血,以及感染中毒性休克等。③少数患者有吐蛔虫史。④粪便或十二指肠引流液中查到蛔虫卵,对诊断有参考意义。⑤超声检查对肝脓肿可提供重要诊断依据。

**(七)鉴别诊断**

1.急性胰腺炎

腹痛常为持续性剧痛,位于上腹或偏左,向腰背部放射、无钻顶感,腹部体征明显。血清淀粉酶可明显增高。但要注意胆道蛔虫病合并急性胰腺炎存在。

2.急性胆囊炎、胆囊结石

起病相对缓慢,腹痛多为持续性、阵发性加重,位于右季肋或剑突下,可向腰背部放射,疼痛没有胆道蛔虫病时严重,呕吐相对较少发生,腹部查体时右上腹压痛明显,可有肌紧张和反跳痛,B超可资鉴别。

### 3.消化性溃疡穿孔

多有长年消化道症状,发病也急骤,但上腹剧痛可很快波及全腹,为持续性疼痛,查体腹膜炎体征显著。X线检查50%患者可见膈下游离气体。

### 4.急性胃肠炎

多有不洁饮食史,可有阵发性腹部绞痛,并恶心、呕吐,其疼痛程度没有胆道蛔虫病时剧烈,位置也多在脐周或偏上,腹部查体无明显压痛点,听诊肠鸣音亢进。

### (八)治疗

#### 1.非手术治疗

解痉镇痛、利胆驱虫、控制感染。早期的胆道蛔虫病一般采用中西医结合非手术治疗,治疗方法如下。

(1)解痉止痛:可针刺足三里、太冲、肝俞、内关等穴位;药物可用阿托品、山莨菪碱(654-2)等胆碱能阻滞剂,阿托品成人每次 0.5～1.0 mg 肌内注射,单用解痉药物止痛效果欠佳时,加用镇痛药物,必要时给予哌替啶50～100 mg肌内注射,可间隔 8 小时注射 1 次。另外,加用维生素 K 类、黄体酮等肌内注射亦有作用。

(2)利胆驱蛔:常用 30%硫酸镁溶液口服、中药利胆驱蛔汤(木香、陈皮、郁金、乌梅、使君子肉、生大黄和玄明粉等),也可口服噻嘧啶等药物,经胃管注入氧气也可驱虫镇痛。驱虫时机最好在症状缓解期,如症状缓解后 B 超发现胆道内存在虫体残骸时,应继续服用利胆药物至少 2 周,以排除虫体残骸,预防结石形成。

(3)控制感染:应选用杀灭或抑制胆道内需氧菌和厌氧菌的抗生素,同时要求红胆汁中浓度较高,常用庆大霉素或头孢菌素,可配合使用甲硝唑。

#### 2.手术治疗

在非手术治疗下症状不能缓解或出现并发症者,应及时用手术治疗。

(1)手术指征:①胆囊蛔虫病经非手术治疗 3～5 天症状仍未能缓解。②进入胆道蛔虫较多,难于用非手术方法治愈或合并胆管结石。③出现严重并发症,如重症胆管炎、急性坏死性胰腺炎、肝脓肿、胆汁性腹膜炎等。

(2)手术方式:①内镜下取虫,具有痛苦小、恢复快等优点,在胆道蛔虫急性发作时,若发现蛔虫尚未全部进入胆道内,可将其钳夹取出;当蛔虫已全部进入胆道内时,可将 Oddi 括约肌切开,并将异物钳伸入至胆总管内将蛔虫钳夹取出。

如果已经并发急性胆管炎,则宜在术后行 ENBD,引流胆汁控制感染。②胆总管探查取虫和引流:手术时切开胆总管后,尽量将肝内、外胆管中的蛔虫取尽,按摩肝脏有助于肝内胆管蛔虫排出,如有条件,可行术中胆道镜或胆道造影,明确胆道内是否残留虫体。手术毕,应放置一管径较粗的 T 形管,以便于手术后胆道内蛔虫排出。手术后应定期驱蛔治疗,以防肠道内蛔虫在手术后再次进入胆道内。

### 二、华支睾吸虫

#### (一)概述

华支睾吸虫病是因摄入含活的华支睾吸虫囊蚴的淡水鱼(虾)致华支睾吸虫寄生于人体肝内胆管,引起胆汁淤滞、肝损害的寄生虫病。

#### (二)流行病学

本病主要分布在东南亚,其中又以中国、朝鲜半岛、越南等地多见。考古学证实远在约2100年前我国已有本病存在。我国目前大部分省区均有本病发现,但感染率各地不尽相同,广东、东北两端感染率较高。

1.传染源

感染了华支睾吸虫的人和哺乳动物(如猫、狗、鼠、猪等)是主要的传染源。

2.传播途径

通过进食未经煮熟含有活的华支睾吸虫囊蚴的淡水鱼虾而从消化道感染。生食鱼肉或虾是主要的感染方式,此外,烤、煎等烹饪时间不够,未完全杀灭囊蚴,或炊具生、熟食不分也可致感染。

3.人群易感性

人类对本病普遍易感,因此只要进食了含活的华支睾吸虫囊蚴的淡水鱼虾均可被感染。不同地方人群的感染率差异主要与生活习惯、饮食嗜好及淡水鱼类分布的不同有关。

#### (三)病因病理

寄生在人体胆管的虫体数目多少不一,感染轻者仅有十余至数十条,可不出现明显的病理损害及临床表现。较严重的感染者,其肝内胆管中的虫体数目可多达上千条,甚至见于肝外胆道、胆囊、胆总管及胰管。成虫本身的机械刺激及其分泌物的化学刺激作用,使胆管上皮细胞发生脱落继而显著增生,可呈腺瘤样。随着感染时间延长,胆管壁增厚,管腔逐渐变窄而阻塞致胆汁淤积。有时阻塞以上之胆管扩张成圆筒形、壶形或憩室。胆管及门静脉周围纤维增生,淋巴细胞与嗜酸性粒细胞浸润,并向肝实质侵入。长期重复感染者可能导致肝纤维化。左肝管与肝外梗阻。继发细菌感染则发生胆管炎、胆囊炎。虫体进入胰管可导致胰管炎或胰腺炎。虫卵在胆道沉积后,可以其为核心形成胆道结石。长期的华支睾吸虫感染与胆管细胞癌的发生密切相关。

### (四)临床表现

潜伏期为1~2个月。急性感染表现见于部分初次感染者,尤其是1次摄入大量囊蚴时。患者于摄入囊蚴1个月内可出现寒战、发热、右上腹胀痛、肝大伴压痛、轻度黄疸,部分患者有脾大。血中嗜酸性粒细胞增高,肝功能损害。数周后急性表现消失。

轻度感染者多无症状,偶因在粪便或胆汁中找到虫卵而得到确诊。

普通感染者可有食欲缺乏、上腹隐痛、腹胀、腹泻、乏力等症状,肝轻微肿大,尤以左叶为甚。部分患者尚可出现头痛、头晕、失眠、精神萎靡、记忆力减退等神经衰弱症状。偶有胆绞痛及阻塞性黄疸表现。

严重的慢性感染者除上述普通感染者所具有的症状更重之外,可伴有消瘦、水肿、贫血等营养不良体征,部分可进展至胆汁性或门脉性肝硬化、此时患者可出现黄疸、肝脾大及腹水等表现。

儿童患者可影响生长发育,严重者甚至可致侏儒症。

### (五)辅助检查

1.血常规检查

嗜酸性粒细胞增多,可有轻度贫血。

2.肝功能检查

肝功能多有轻微损害,血清球蛋白可增高。

3.虫卵检查

取粪便查虫卵对于确诊本病有重要意义,宜采用能显著提高阳性检出率的浓集虫卵的方法,如醛醚法、酸醚法或改良加藤法进行,并可同时做虫卵计数。虫卵计数有助了解感染程度及治疗效果,以十二指肠引流液检查虫卵,检出率更高。

4.免疫学检查

ELISA等多种免疫学检查方法可用于检查患者血清中的特异性抗体或该虫的血清循环抗原和粪便抗原,可用于患者的初筛及流行病学调查。

5.物理检查

B超探查肝,肝内光点不均匀,有斑片状回声,肝内胆管可有扩张。

**(六)诊断**

**1.流行病学资料**

如有进食未经煮熟的淡水鱼或虾的病史有助诊断,但须注意部分患者因并未自觉而可能否认此类病史。

**2.临床表现**

在本病的疫区如有食欲缺乏等消化道症状、神经衰弱症状、肝区隐痛、肝大或有胆管炎、胆石症者应考虑本病的可能。

**3.实验室检查**

嗜酸性粒细胞增多、血清特异性抗体阳性或肝 B 超斑片状回声有助诊断,但确诊有赖粪便或十二指肠引流液发现虫卵。

**(七)鉴别诊断**

**1.病毒性肝炎及肝炎后肝硬化**

患者消化道症状及肝功能损害均较著,病原学检查可检出相关病毒标志阳性。

**2.其他肝胆及肠道寄生虫病**

根据不同虫卵的检出结果可与其他寄生虫病鉴别。

**3.脂肪肝**

肝功能损害较多轻微,与本病相似,但患者体型较多肥胖,血脂增高,B 超可见肝质地较密,粪便中无虫卵发现,肝穿刺活检可确诊。

**(八)治疗**

**1.病原治疗**

吡喹酮是治疗本病的首选药物,为广谱抗蠕虫药,毒性低,吸收、代谢、排泄快,对华支睾吸虫病有肯定而满意的疗效。治疗剂量,无论感染轻重,以 25 mg/kg,可有头痛、头晕、腹痛、腹泻、恶心、乏力等,一般治疗剂量对心、肝、肾均无明显影响,个别患者可有心律失常、期前收缩等,治疗前宜做常规心脏检查(包括心电图),心功能不良者慎用或剂量酌减。此外,阿苯达唑于本病也有较好的去虫效果,剂量每次 10 mg/kg,2 次/天,连服 7 天,可获满意疗效,但疗程较长。短程治疗可选用总剂量 60~84 mg/kg 为,分 3 天服用,效果亦佳。本药较吡喹酮不良反应更轻,停药后自行缓解,驱虫更为安全。

**2.对症和支持治疗**

对重度感染有较重营养不良者,应加强营养,给予高度蛋白、高热量饮食,少

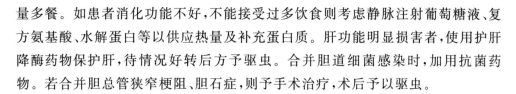

量多餐。如患者消化功能不好,不能接受过多饮食则考虑静脉注射葡萄糖液、复方氨基酸、水解蛋白等以供应热量及补充蛋白质。肝功能明显损害者,使用护肝降酶药物保护肝,待情况好转后方予驱虫。合并胆道细菌感染时,加用抗菌药物。若合并胆总管狭窄梗阻、胆石症,则予手术治疗,术后予以驱虫。

### 三、胆道姜片虫

#### (一)概述

姜片虫本虫长扁圆形,肌肉丰富,因其肌肉收缩可使虫体的大小有显著不同。胆道姜片虫病是在 Oddi 括约肌松弛的情况下姜片虫可进入胆道而引起。姜片虫在胆道内起着异物阻塞的作用,并可从肠道带入细菌而引起急性胆管炎、胆囊炎,如果其死亡虫体或虫卵遗留在内,则可成为核心而形成胆结石。

#### (二)临床表现

应同时注意检查有无胆石症和胆道姜片虫病的有关体征。如有无黄疸、腹胀和腹部压痛;有无胆囊或肝脾大,肝区有无叩击痛,肠鸣音是否亢进;有无腹肌紧张及其范围和程度等。

#### (三)诊断

(1)须考虑胆石症与寄生虫病的密切关系,病原学检查至关重要。如大便常规检查姜片虫虫卵,必要时尚可进行各项免疫学检查。

(2)合并有胆石症的患者,尚须检查血、尿常规、肝功能、血清胆红素、血清碱性磷酸酶、尿三胆、血浆蛋白、凝血酶原活动度,以及胆固醇等。十二指肠引流液检查十分重要,因可检查胆汁的清浊、颜色、稠度,以及有关虫体、虫卵等;还可进行胆汁细菌培养,显微镜下检查时,应特别注意寄生虫卵及胆固醇,胆红素等结晶体。

(3)其他各项检查:X 线、B 超检查、CT 检查、经皮肝穿刺胆道造影(PTC)、放射性同位素胆道扫描及经 T 形管导光纤维胆道窥镜检查,以至剖腹探查等对于胆石症和胆道姜片虫的诊断,都具有一定的价值。

#### (四)治疗

因本病多有严重并发症,患者处于休克状态,一般以手术治疗为原则,手术方法为切开胆总管取虫。术后待一般情况恢复后再行驱虫治疗。

# 参 考 文 献

[1] 刘卿.临床外科疾病诊断精要[M].天津:天津科学技术出版社,2020.

[2] 徐冬,肖建伟,李坤,等.实用临床外科疾病综合诊疗学[M].青岛:中国海洋大学出版社,2021.

[3] 王科学.实用普通外科临床诊治[M].北京:中国纺织出版社,2020.

[4] 周辉,肖光辉,杨幸明.现代普通外科精要[M].广州:世界图书出版广东有限公司,2021.

[5] 刘秦鹏.现代临床外科疾病诊断与治疗[M].天津:天津科学技术出版社,2020.

[6] 平晓春,李孝光,邢文通.临床外科与诊疗实践[M].汕头:汕头大学出版社,2021.

[7] 梁君峰.实用普通外科临床外科疾病诊治[M].天津:天津科学技术出版社,2020.

[8] 陈宁恒,周剑,牛文洋,等.临床普通外科疾病诊断与治疗[M].开封:河南大学出版社,2021.

[9] 高贵云.实用临床外科诊疗新进展[M].济南:山东大学出版社,2021.

[10] 袁磊.普通外科基础与临床[M].天津:天津科学技术出版社,2020.

[11] 王洪涛.普通外科疾病诊治与手术应用[M].北京:中国纺织出版社,2021.

[12] 潘红.实用外科临床诊疗[M].北京:科学技术文献出版社,2020.

[13] 张虎.普外科手术要点与并发症防治[M].开封:河南大学出版社,2021.

[14] 喻友军,赵小义.外科护理学[M].北京:科学出版社,2020.

[15] 张光辉,王维杰,励新健.普胸外科疾病诊疗常规[M].北京:化学工业出版社,2021.

[16] 刘玉银.临床外科诊疗与护理[M].长春:吉林科学技术出版社,2020.

[17] 林雁,邢文通,李孝光.常见外科疾病诊疗与手术学[M].汕头:汕头大学出

版社,2021.

[18] 王磊.临床外科疾病护理[M].北京:科学技术文献出版社,2020.

[19] 门秀东.普通外科诊疗思维[M].天津:天津科学技术出版社,2020.

[20] 杨东红.临床外科疾病诊治与微创技术应用[M].北京:中国纺织出版社,2021.

[21] 周天宇.临床外科诊疗学[M].长春:吉林大学出版社,2020.

[22] 牛刚.普外科疾病诊治与治疗策略[M].开封:河南大学出版社,2021.

[23] 田崴.实用外科与麻醉[M].长春:吉林科学技术出版社,2020.

[24] 张福涛.普外科常见疾病诊疗新进展[M].上海:上海科学普及出版社,2021.

[25] 马同强.现代外科诊疗精要[M].北京:科学技术文献出版社,2020.

[26] 姚磊.临床常见外科疾病诊疗与手术技巧[M].北京:中国纺织出版社,2021.

[27] 邱兆友.外科临床诊疗规范[M].长春:吉林科学技术出版社,2020.

[28] 张祁,吴科敏.普外科常见病临床诊疗方案与护理技术[M].北京:中国纺织出版社,2021.

[29] 高曰文.临床普通外科诊疗[M].北京:科学出版社,2020.

[30] 张全辉.肛肠外科常见病诊治与微创技术应用[M].北京:科学技术文献出版社,2021.

[31] 王建涛.实用肝胆外科诊疗[M].哈尔滨:黑龙江科学技术出版社,2020.

[32] 李兴泽.临床外科疾病诊疗学[M].昆明:云南科技出版社,2020.

[33] 陈兵.临床外科诊疗与护理[M].北京:科学技术文献出版社,2019.

[34] 强泽好.外科综合治疗学[M].天津:天津科学技术出版社,2020.

[35] 杨启.肝胆外科诊治实践[M].长春:吉林科学技术出版社,2019.

[36] 周澜涛.肛裂切除术与纵切横缝术治疗肛裂的临床效果分析[J].中外医学研究,2020,18(19):125-127.

[37] 卓信斌,常贵建,吴淑桃,等.腹腔镜联合胆道镜治疗胆石症患者的效果[J].医疗装备,2022,35(8):71-73.

[38] 陈悦,李维.甲巯咪唑与丙硫氧嘧啶治疗甲状腺功能亢进症的效果对比[J].中国现代药物应用,2022,16(5):172-174.

[39] 李珍,任红兵,邓博,等.乳腺治疗仪结合金黄散外敷治疗急性乳腺炎的临床观察[J].中国民间疗法,2022,30(20):39-43.

[40] 董小平,陈欣菊.难治性细菌性肝脓肿患者不同时间行射频消融术的恢复进程观察[J].肝脏,2022,27(5):576-579.